AF500624

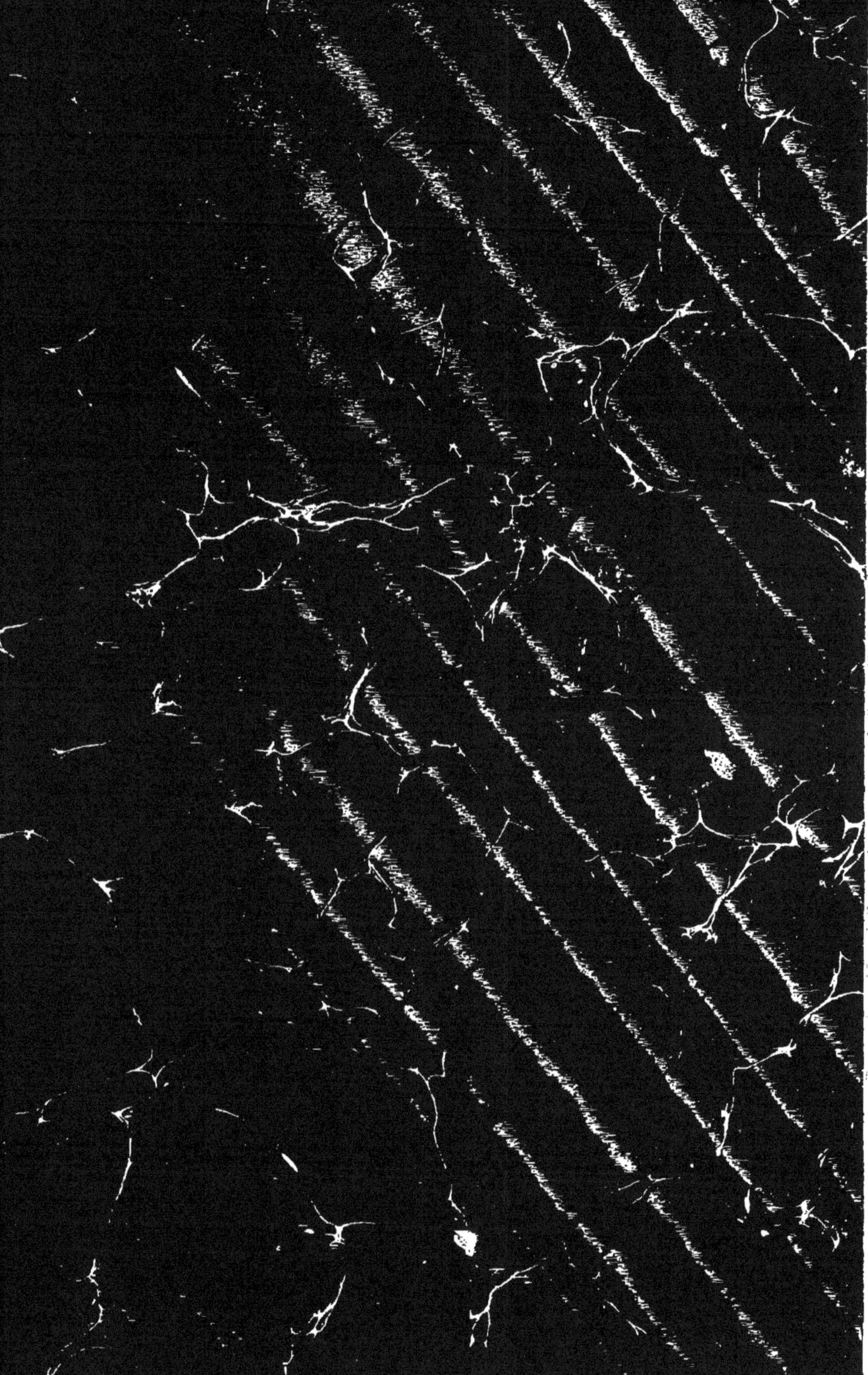

HYGIÈNE MILITAIRE.

DE

L'ENSEIGNEMENT DE L'HYGIÈNE

DANS LES CORPS DE TROUPE,

Pour compléter l'instruction régimentaire du soldat ;

PAR

T. GARNIER-LÉTEURRIE,

de Passais (Orne),

Docteur en Médecine de la Faculté de Paris,

Médecin adjoint de l'Hôpital militaire de Versailles.

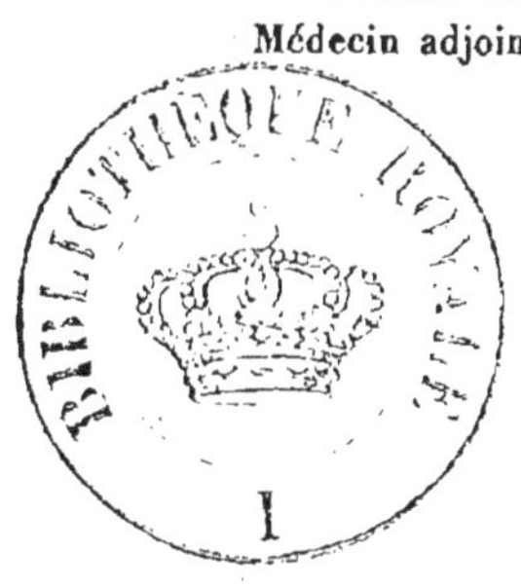

Apprendre à l'homme à résister aux causes de sa destruction, ce n'est point l'énerver, mais c'est au contraire lui donner de nouvelles forces de résistance contre tout ce qui tend à l'anéantir. (*L'auteur.*)

« On pourrait tirer grand parti des écoles régimentaires pour répandre parmi les soldats, et bientôt après, par les soldats eux-mêmes, dans toutes les familles, des connaissances industrielles, des méthodes agronomiques, des *notions d'hygiène*, utiles à l'amélioration de la race humaine. »

(Général OUDINOT, *De l'Application de l'armée aux travaux d'utilité publique.*)

PARIS.

RIGNOUX, IMPRIMEUR DE LA FACULTÉ DE MÉDECINE,

RUE MONSIEUR-LE-PRINCE, 29 BIS.

1845

Ouvrages du même auteur.

De certaines hydropisies produites par la présence de concrétions fibrineuses dans les cavités du cœur.

Mémoire sur les avantages et la nécessité d'adopter une boisson ordinaire et nutritive pour la troupe.

Histoire de la phthisie considérée chez le soldat.

De la méningite cérébro-spinale épidémique.

Essai d'une pathologie médicale militaire.

DE

L'ENSEIGNEMENT DE L'HYGIÈNE

DANS LES CORPS DE TROUPE,

Pour compléter l'instruction régimentaire du soldat.

Un des plus grands obstacles que les connaissances humaines aient rencontrés dans leur application au bien-être matériel et moral de toutes les classes de la société, c'est cet étroit préjugé qui nous porte à croire que sans un certain degré d'instruction première et préparatoire, même très-avancée, l'esprit ne saurait être initié aux sciences de pure observation. Quelle erreur ! Combien cette croyance irrationnelle a paralysé le progrès qui apparaît si brillant aujourd'hui ! quelle influence pernicieuse n'a-t-elle pas eue sur le développement de nos nobles facultés! combien n'a-t-elle pas contribué à réduire au néant l'intelligence des classes qui ne reçoivent en naissant que ce bon sens naturel resté à l'état brut et inerte, faute des avantages que donnent l'opulence et le hasard de la naissance ! Aujourd'hui je le demande à ceux qui ont sacrifié les plus belles années de leur vie à l'étude des lettres et des sciences exactes, à tous ceux qui sont venus s'asseoir sur les bancs de nos écoles de droit et de médecine, que ceux-là, dis-je, descendent au fond de leur conscience, et sans nul doute ils verront bientôt que de temps consommé inutilement avant d'être admis dans le sanctuaire des professions dites libérales.

Les sciences, comme tout le reste, n'ont d'importance que par leur utilité; c'est donc de ce côté qu'il faut les saisir le plus promptement possible. On peut dire que l'existence de tout ce que produit l'esprit humain n'est assurée qu'au prix d'une application absolue au perfectionnement physique ou moral de l'homme. L'homme, espèce de despote, a tout soumis à la conservation de son être, conséquence née de ses instincts, de ces sentinelles vigilantes qui lui indiquent avec soin la voie qu'il doit suivre. L'utilité doit donc être l'unique loi de tout homme raisonnable qui fait ses efforts pour contribuer à l'amélioration de ses semblables; et quand on réfléchit on voit bientôt que tous les actes de la vie ont ce seul et même but.

Les sciences physiques, comme nous le disions dans une leçon d'hygiène, ne sont que de simples faits accessibles aux sens de tout le monde, sans un effort bien puissant de la part de l'intelligence. Dépouillez-les de la théorie, qui n'est que leur côté abstrait et immatériel en quelque sorte, elles redeviendront un ensemble de faits que la raison et le bon sens le plus vulgaire saisiront plus facilement quelquefois que l'esprit du savant préparé par ses longues études, surtout lorsqu'elles ont été dirigées dans un sens opposé à la science spéciale vers laquelle chacun de nous est porté par un penchant irrésistible. Descendez dans la classe ouvrière, vous y trouvez, par exemple, un mécanicien qui fait des chefs-d'œuvre sans avoir ouvert un livre de théorie ; envoyez-le à un cours de mécanique transcendante : comprendre et triompher des plus grandes difficultés ne sera qu'un jeu pour son intelligence. Prenez un homme qui cultive les lettres, placez-le avec l'ouvrier sur le même banc pour entendre l'explication d'un problème de mécanique difficile, et vous verrez bientôt l'ouvrier saisir avec plus de rapidité la justesse ou l'erreur de la solution donnée, que ne le fera l'homme lettré. Tout cela prouve bien que l'intelligence est la même pour nous tous, et que la Providence, dans sa justice inépuisable, ne pouvait agir autrement.

Objecter que la science ne saurait être dépouillée de ses expressions, ce serait tomber dans une erreur profonde : les expressions scientifiques peuvent être rejetées complétement dans l'explication d'un phénomène matériel, car le mot technique n'est autre chose qu'un moyen avantageux et facile pour abréger le discours, et ce qui le prouve c'est que, au fur et à mesure que le fantasque des mots gréco-latins disparaît, la science se vulgarise et devient saisissable pour tous. Voyez l'astronomie, la botanique, l'anatomie même. L'enfant qui prépare les pièces anatomiques artificielles vous décrira l'organe le plus compliqué du corps humain avec une intelligence et une facilité qui vous étonneront. Un professeur de la Faculté de médecine, M. Blandin, disait dernièrement à l'Académie, dans un rapport fait sur les pièces artificielles de M. Auzoux : « J'ai été stupéfait en voyant dans les ateliers de M. Auzoux ses enfants de dix à douze ans répondre avec plus de précision, plus de logique et de facilité sur l'anatomie et la physiologie, que des étudiants de médecine de troisième année. » Un garçon d'amphithéâtre est sorti d'un de nos hôpitaux d'instruction avec la réputation, justement méritée, d'un grand anatomiste! Oui, certainement, nous avons bien raison de citer ces faits; en voulez-vous une preuve? voyez ce qui se passe quand l'homme se porte au mal: inépuisable dans ses ressources, sa vaste intelligence semble se développer plus que jamais pour l'exécution d'un projet criminel. Les progrès de l'hygiène publique, de la médecine légale, la puissance de la chimie, nous ont révélé tous les secrets que le sophistiqueur et l'empoisonneur, par exemple, possèdent pour tromper le chimiste le plus expérimenté. Que de réflexions, que d'adresse, que de combinaisons bizarres pour sophistiquer nos aliments! que d'habileté, que de précautions pour changer la forme, l'aspect, le goût de l'agent terrible qui va arracher la vie à une malheureuse victime! Tout ceci prouve que l'intellect humain est une source intarissable où chacun va puiser suivant les instincts propres à son organisation, instincts portant à la vertu quand ils sont cultivés et mis dans la bonne voie, au vice quand ils se transforment en mauvaises passions, n'ayant jamais ressenti l'heureuse influence de l'éducation, cette fée magique qui change l'homme tout entier.

Les sciences n'étant donc que de simples parcelles de l'intelligence humaine, elles doivent être en quelque sorte incrustées d'avance dans le cerveau de l'homme. L'organisation de l'encéphale étant généralement la même chez tous les individus, le germe de l'intelligence doit être identique pour tous; quelques nuances légères d'organisation, la position sociale dans laquelle nous naissons, les temps et les lieux où nous vivons, telles sont les circonstances qui nous différencient dans la dispensation des bienfaits de la science. Et pourquoi en serait-il autrement? Nous nous mettons tous en rapport de la même manière avec les corps qui nous environnent; les sens, qui ne sont que les instruments dont nous nous servons pour cet objet, présentent une parfaite ressemblance chez chacun de nous; si la faculté et la possibilité d'intellection résultent d'abord de la sensation, et si celle-ci est identique chez tous les hommes, il en résulte que les notions scientifiques, faits saisissables par nos sens, doivent être perçues sans trop d'effort comme tout ce qui est matériel: ce qui est bien différent pour les dogmes, la morale et les religions. Oui, les sciences ne sont que des feux cachés sous la cendre et qui ne demandent qu'à s'allumer; l'homme les possède toutes d'avance, elles sont engourdies et sommeillent dans son cerveau; un rien, la lueur la plus faible, la moindre révélation, un guide quelconque, suffiront pour les faire apparaître : de là le génie, toujours subit et imprévu, et qui n'a pas besoin d'études préparatoires pour éclater, quand il est sublime et qu'il doit créer. Les sciences de pure observation, répétons-le avant d'entrer dans l'étude spéciale que nous voulons faire, sont donc accessibles à toutes les classes de la société, c'est un de leurs plus beaux priviléges qui doit les éterniser; car quel moyen plus puissant pour triompher du temps que la faculté qu'elles possèdent de se vulgariser en éclairant les masses et en les faisant jouir de ses bienfaits.

Tout ce que nous venons de dire est surtout vrai et juste relativement à l'hygiène, qui nous intéresse tous au plus haut degré, qui nous offre ses applications continuelles à notre bien-être, science qui n'est que la direction heureuse de nos instincts pour notre conservation, préceptes dont nous nous servons à chaque instant, et sans nous en douter, pour éloigner la peine et la douleur. Cette hygiène, science protectrice des intérêts sociaux et individuels, s'est révélée à l'homme sitôt qu'il a ressenti la souffrance; espèce de morale de la vie matérielle, elle est venue lui dire: Si vous voulez suivre mes préceptes, vous ne serez pas ou vous serez rarement malade. Si déjà nos grandes villes ont vu s'ouvrir dans leur sein des cours d'hygiène en faveur de cette classe ouvrière, si intéressante pour tout homme qui pense, on a pu s'en féliciter, et des améliorations notables en ont été la conséquence. C'est sous cette inspiration que l'idée de ce travail nous est venue, et nous nous sommes demandé: Pourquoi l'enseignement de l'hygiène ne ferait-il pas partie de l'instruction régimentaire du soldat? Le soldat ne peut-il donc pas être initié à ces préceptes hygiéniques comme l'ouvrier? Ici, qu'on le pense bien, il ne s'agit pas d'un traité d'hygiène militaire, du plan d'un cours complet comme cela se fait dans nos Facultés de médecine ou dans nos hôpitaux d'instruction. Je ne présente ici à l'appui de la réalisation de ce projet que les avantages immenses que l'on retirerait de simples conférences hygiéniques faites au sein de nos régiments. La masse des connaissances obligatoires pour le médecin est considérable, et pourquoi ne les déverserait-il pas sur le soldat? L'hygiène comprend non-seulement les soins matériels que le médecin doit à l'homme de guerre, elle est encore appelée à diriger son moral; et dans la carrière des armes comme dans la carrière civile, le médecin trouve des chagrins, des ennuis, des tortures morales à combattre.

Pendant notre séjour dans les régiments, nous avons vu cet admirable enseignement déjà si bien organisé dans nos casernes. Notre surprise a été grande quand nous avons pu examiner et apprécier tout ce qui s'enseigne dans les corps de troupe; et c'est après avoir compris les bienfaits de ces écoles que nous nous sommes demandé : Pourquoi l'hygiène n'apporterait-elle pas son tribut au système d'instruction adopté pour nos soldats ? Depuis longtemps nous réfléchissons sur l'exécution de ce projet, et si nous nous sommes mis aussi tard à l'œuvre, c'est que les concours et tous les autres moyens d'émulation que nous donnent l'excellente administration de la guerre, ainsi que le conseil de santé des armées, ne nous avaient pas permis de commencer plus tôt ce travail, que j'appelle un travail de *loisir* et de *repos*. En lisant ces lignes on ne devra jamais oublier qu'elles sont écrites pour le soldat; la simplicité dans le style, la plus grande précision, l'expression la plus ordinaire, seront employées pour éloigner tout mot scientifique, et la plus grande difficulté sera vaincue si nous pouvons mettre notre travail à la portée de ceux que nous voulons instruire. Cet opuscule, qui n'est autre chose que l'enseignement hygiénique que nous voudrions voir établir dans les régiments, sera divisé en trois grands chapitres : 1° hygiène militaire mise à la portée de l'intelligence et du degré d'instruction du soldat; 2° des moyens à adopter et de la marche à suivre dans cet enseignement; 3° du concours de tous les officiers et chefs de corps pour arriver à la possibilité d'exécution du plan d'étude proposé, et surtout pour établir le choix des hommes à admettre à ces conférences hygiéniques, qui ne seraient suivies que par ceux dont l'instruction du *premier degré* serait achevée, et qui auraient fait preuve de zèle et d'intelligence dans les autres branches de l'enseignement régimentaire.

Étude hygiénique mise à la portée du soldat. — Hygiène divisée en deux sections, hygiène du corps et hygiène de l'intelligence.

Profession militaire. — L'homme en venant sur cette terre a des devoirs à remplir, il jouit des bénéfices de la société, et par conséquent il doit apporter son tribut au grand tout social. Parmi les hommes, les uns, placés sur les marches du trône, ne s'acquittent de ce tribut que par dévouement et par patriotisme : nous devons leur accorder toute notre admiration, et avoir continuellement présent à la pensée l'exemple qu'ils nous donnent ; les autres, naissant au sein de l'opulence, peuvent considérer ce tribut comme une simple obligation morale, de conscience, libre à eux de faire quelque chose ou bien de se maintenir dans une douce et parfaite oisiveté. Aujourd'hui, nous le disons avec plaisir, une noble ambition anime tous les cœurs. L'homme capable utilise presque toujours les facultés qu'il a reçues de la nature et de l'éducation; et le progrès si rapide depuis quelques années le prouve suffisamment. Pour d'autres hommes, et cette partie est la plus considérable, le travail n'est plus un acte de libre arbitre: ici l'individu n'est plus libre de travailler ou de ne pas travailler, ses besoins matériels, l'entretien des organes nécessaires à la vie, lui en font un impérieux devoir. C'est pour cette classe d'hommes que l'illustre Turgot disait: *Dieu en donnant à l'homme des besoins, en lui rendant nécessaire la ressource du travail, a fait de celui-ci la propriété de tout homme, et cette propriété est la première, la plus sacrée, la plus imprescriptible de toutes.* Il serait, en effet, bien injuste et même cruel de la lui ravir; mais ici l'homme est encore libre du choix de sa profession, il peut même, suivant ses goûts, embrasser telle ou telle carrière, pourvu toutefois qu'elle satisfasse à ses besoins et à ceux de sa famille; il peut consulter ses vues d'intérêts et les chances plus ou moins grandes qu'il a à courir pour arriver au succès, à la fortune. Mais parmi ces professions, il en est une obligatoire pour tout le monde, non rétribuée et par cela même la plus noble de toutes, profession établie sur le désintéressement et le patriotisme, refuge de l'honneur et du courage: on l'a déjà nommée, c'est la profession militaire. Cette carrière, qui nous permet de donner quelques années de notre existence au service et à la défense de la patrie, ne doit être qu'une carrière de dévouement où l'intérêt personnel est remplacé par tous les sentiments généreux, à cause de l'importance de la mission qu'elle a à remplir: aussi, chez tous les peuples, la profession militaire a brillé de tout cet éclat que donnent la vertu et le courage. Les armées de l'antiquité ne portaient-elles pas sur leurs bannières le mot *Virtus*, qui signifie, traduit en notre langue, l'ensemble de toutes les qualités morales que la Divinité a déposées dans notre âme?

Cependant, attendu l'importance de la profession des armes, il eût été imprudent de l'abandonner au choix, à la volonté de chacun de nous. La législation a dû intervenir pour régler, pour assurer ce grand service d'organisation sociale. Chaque individu, par cela même qu'il a déjà joui des bienfaits de son pays, doit s'acquitter de cette dette sacrée à un âge où son développement physique et moral lui mérite cette noble mission. Il faudrait ici vous représenter assez éloquemment cette carrière militaire, si belle quand elle est bien comprise, et surtout lorsqu'elle est considérée comme moyen de civilisation. Il faut avoir vu, comme nous, les avantages innombrables que nos populations des campagnes retirent du service militaire, toutes les lumières que le soldat rapporte au fond de son hameau lorsque, libéré du service, il rentre dans la vie civile. Oui, cette carrière sera toujours honorable, en temps de paix comme en temps de guerre, parce qu'elle n'est occupée que par des hommes d'honneur et désintéressés. Voyez le soldat, admirable par son héroïsme sur les champs de bataille d'Austerlitz et au pied des pyramides comme il l'est aujourd'hui par son dévouement dans les plaines brûlantes de l'Afrique, défrichant les terres, fortifiant l'enclos et la maison du pauvre colon que la mère-patrie ne peut nourrir. Au moment où la terre soumise à l'agriculture allait lui donner le bien-être en échange des dangers qu'il a éprouvés, voyez avec quelle indifférence, avec quel bonheur même, il abandonne à un compatriote ces champs que sa main a fertilisés. Il serait bien à plaindre celui dont le cœur dur et égoïste ne battrait pas en voyant tant de générosité chez le soldat! L'armée, qu'on le sache bien, et l'histoire ancienne et moderne est là pour le prouver, est le sanctuaire de la vertu, car c'est toujours au sein de nos bataillons que le malheureux proscrit trouve un port sûr contre l'orage. Semblables à ces temples inviolables de l'antiquité où le coupable comme l'innocent trouvaient un asile pour se soustraire à une mort certaine, nos bataillons ne voient dans tout homme qui implore leur clémence qu'un frère, qu'un ennemi devenu ami. Certes, l'armée jouera un grand rôle dans ce mouvement civilisateur qui caractérise notre siècle : utile sur le champ de bataille, où elle verse son sang pour la défense du sol sacré de la patrie, elle ne le sera pas moins pour répandre au fond de nos hameaux obscurs les connaissances utiles qu'elle aura puisées dans les écoles régimentaires.

Chez les anciens peuples, l'armée formait un des trois grands corps de la société. En Égypte, chez les Grecs et chez les Romains, la profession des armes était celle que l'on recherchait le plus. Cette carrière était portée à un si haut point de splendeur, qu'il fallait être soldat avant d'être revêtu d'un emploi public : c'était la profession des hommes libres. En effet, les qualités morales nécessaires au soldat ne pouvaient se rencontrer chez l'esclave : c'est ce qu'avaient bien compris les chefs des peuples primitifs lorsque, avec discernement et avec soin, ils faisaient ressortir les vertus des guerriers pour leur rappeler sans cesse tout ce que la patrie attendait de leur dévouement, de leur probité et de leur courage. Aussi l'organisation des armées avait-elle excité de bonne heure l'attention et l'expérience des premiers législateurs du monde, qui voulaient ainsi leur prouver que l'État savait apprécier les sacrifices qu'elles faisaient pour sa défense et son honneur. A Rome et à Athènes, tout ce qui avait rapport au bien-être matériel et moral du soldat était considéré comme digne du plus haut intérêt. Caton, l'empereur Auguste, Mécène, Antonin, nous ont laissé de très-bonnes lois sur l'organisation des armées. L'armée, chez les Romains surtout, était admirablement organisée. Végèce, écrivain du IIIe siècle, nous a transmis des détails curieux sur ce point si important d'intérêt public. On voit que certains chefs étaient devenus célèbres par les talents dont ils faisaient preuve en déterminant rien qu'à l'aide de la pratique et sans connaissances médicales les qualités de force et de constitution que le soldat doit avoir avant d'être admis sous les drapeaux.

Si, chez les peuples de l'antiquité, la profession

militaire était un sujet d'attention et de méditation continuelles, si tous les esprits supérieurs s'occupaient du bien-être moral et physique de ceux qui servaient la patrie, combien aujourd'hui ne devons-nous pas nous efforcer pour que l'armée se tienne au niveau du rang qu'elle a occupé et qu'elle occupe encore. Elle est arrivée cette époque de civilisation et de paix où la force brute qui soutenait les vieilles sociétés va faire place à cette puissance morale, qui est plus forte que la première parce qu'elle est immuable, absolue, et fondée sur l'intelligence et la raison de l'homme. Aussi déjà le soldat est initié aux sciences, il étudie l'histoire ancienne et moderne, l'arithmétique, la géographie, la cosmographie et la gymnastique; la musique, la danse, la natation même, font partie du programme des études : le tour de l'hygiène est arrivé, et il ne faut plus que nos soldats jouissent de ses bienfaits sans les comprendre, sans pouvoir s'en rendre compte. Les sages préceptes de l'hygiène ne s'imposent pas, ils veulent être reçus par un esprit éclairé. L'hygiène est la protectrice de notre santé, elle parle à la raison, et elle est essentiellement civilisatrice; ce n'est pas par la force qu'elle triomphe, mais, comme la philosophie, c'est par sa sublimité qu'elle domine l'esprit et révèle sa puissance et son utilité.

Qu'est-ce donc que l'hygiène, mot tout scientifique, mais qui est cependant tombé dans le domaine du langage ordinaire, mot que l'ouvrier comprend comme le savant, mot dont l'industriel s'empare pour élever le mérite de ses productions, expression dont le sens est compris de tout le monde, parce que tout le monde fait application de l'hygiène pour conserver la santé, premier des biens d'ici-bas? Les anciens, qui croyaient n'avoir rien de mieux à faire pour témoigner leur reconnaissance à l'égard des individus et des choses que de les diviniser, se créaient autant de divinités qu'il y avait d'hommes et d'institutions utiles à répandre leurs bienfaits sur eux. Certes, si la reconnaissance est le plus beau des sentiments de l'homme, nous devons nous incliner devant ce culte religieux des premières générations. Comme cette partie de la médecine désignée par le mot *hygiène* a pour but de conserver la santé et de prévenir les maladies, les anciens, qui voulaient toujours parler à l'esprit à l'aide d'emblèmes, représentèrent la santé sous la forme d'une belle femme dont l'ensemble devait donner l'idée de cette vigoureuse constitution qui nous met à l'abri de toutes les maladies, quand nous voulons suivre les lois que la médecine hygiénique nous révèle. Le nom d'*Hygie* fut donné à cette divinité, nom venant d'un mot grec, *ugiès,* sain. Il est donc facile de comprendre que l'hygiène ne s'occupe que de l'homme sain, qu'elle lui donne des conseils pour le diriger dans la conservation de sa santé, tandis que la médecine, qui consiste à donner des médicaments, ne s'occupe que de l'homme malade, lorsque déjà il est en proie à la souffrance et qu'il faut lui rendre la santé qu'il a perdue. Par cette définition vous devez voir combien cette branche de la médecine est utile. Non-seulement l'hygiène s'occupe du bien-être matériel, mais encore elle embrasse la vie morale : ici elle vous apprend à vous nourrir d'aliments et de boissons de bonne qualité, à les varier dans leur nature et leur préparation suivant le lieu et le climat où vous devez vivre; là elle s'adressera à votre courage, à votre intelligence, à votre moral, pour vous arracher à la nostalgie, à cette phthisie de l'âme, à ce mal du pays si cruel et si accablant; elle vous démontrera combien la mauvaise conduite énerve l'âme; elle vous fera sentir qu'un bien-être moral existe comme un bien-être matériel, satisfaction morale que l'on se procure en remplissant bien ses devoirs. Vous devez voir par ces lignes que nous avons raison d'établir deux grandes sections dans nos conférences hygiéniques : la première comprend l'hygiène matérielle, celle qui s'adresse à l'organisation du corps humain; la seconde comprend l'hygiène morale, celle qui s'adresse à l'intelligence de l'homme, aux impressions qui arrivent sur lui par les sens, actes qui ne font qu'effleurer nos organes, mais qui peuvent cependant les détériorer si l'hygiène ne corrige pas leurs effets. Voici la méthode que nous suivrons : nous commencerons d'abord par l'hygiène des parties du corps les plus superficielles; ensuite nous étudierons l'hygiène des parties du corps de l'homme de l'extérieur à l'intérieur, car l'homme n'est autre chose qu'une grande cavité à parois osseuses et musculaires renfermant des organes dont l'harmonie d'action constitue la vie. A chaque étude hygiénique, nous ferons nos efforts pour vous donner une idée de la fonction et de l'organe auxquels cette étude s'adresse. Comme la peau est la partie de notre corps qui frappe la première notre vue, c'est donc par l'hygiène de cette enveloppe générale que nous devons commencer.

Étude hygiénique de la peau mise à la portée du soldat. — Des soins qu'elle exige pour rester saine. — Vêtements militaires.

La peau est cette enveloppe blanche, élastique, sensible, qui entoure tout notre corps. C'est la peau des animaux soumise à des opérations particulières qui constitue le cuir. Chez l'homme, la peau préside au toucher, au tact, et par conséquent elle doit jouir d'une extrême sensibilité, sensibilité produite en partie par l'absence des poils si abondants chez les animaux. Si l'homme est supérieur aux animaux par son intelligence, d'un autre côté, il est plus exposé à être lésé par tout ce qui l'environne : il a donc dû se mettre à l'abri contre tout ce qui pouvait l'atteindre même fort légèrement, tel que l'air, l'humidité, le froid, et la chaleur excessive. Les vêtements sont les moyens les plus puissants pour arriver à ce but, et il est bien probable que l'homme s'est toujours vêtu, parce que la délicatesse de son organisation ne permet pas de croire qu'il ait pu vivre dans un état de nudité complète. D'après le rôle que jouent les vêtements comme préservatifs contre tant d'agents qui pourraient nous nuire, on doit se faire une idée de leur importance, de leur influence sur la peau et sur la santé générale. Aussi combien cette étude est intéressante quand on sait que la santé, que la conservation de la vie même, dépendent souvent de la nature et de la forme de nos vêtements; leur confection, leur poids, la manière de les fixer à notre corps, tout cela est digne de la plus grande attention. Les vêtements sont des substances diverses prises dans les règnes végétal et animal, et qui, soumises à un grand nombre de préparations, forment des tissus que l'on dispose de manière à les adapter à notre corps. Tout le monde connaît la disposition et l'entre-croisement que l'art du tisserand donne à ces réseaux de fils déliés et entre-croisés; mais on ne connaît peut-être pas aussi bien les diverses qualités qu'acquièrent les tissus, même de nature identique, suivant la disposition si variée des fils : aussi une toile peut être confectionnée avec la même substance première, mais les qualités de telle ou telle pièce varieront suivant le mode de tissage qu'elle présente. Ce que nous disons ici est si vrai, que le ministre de la guerre, dans sa sollicitude pour l'armée, n'a pas craint de descendre dans ces détails, et que, par ordonnance royale du 29 janvier 1843, il règle la fabrication et la fourniture des toiles de coton, de lin ou de chanvre affectées aux divers besoins de l'armée. De tout temps, en effet, la nature et la forme des vêtements militaires ont été le sujet de sérieuses études, et nous n'irions pas trop loin si nous avancions que la forme seule des vêtements des armées peut donner une idée de la manière dont on faisait la guerre dans tous les pays et à toutes les époques; mais aucun peuple ne s'est autant occupé de ce sujet important que la nation française : tantôt vous retrouvez les armures des Grecs, tantôt celles des Romains. En effet, en visitant nos musées d'armes, est-ce que les armures de nos preux chevaliers ne nous rappellent pas les cuissards de ces Grecs, de ces guerriers fameux dans les guerres de l'antiquité? Avant l'invention de la poudre à canon, qui remonte vers la fin du XVe siècle, on ne se battait guère à distance; tous les instruments à projectiles, tels que la fronde dont David se servit pour terrasser le géant Goliath, suivant la tradition biblique, ne pouvaient pas être bien dangereux.

Les vêtements militaires des anciens peuples, des Gaulois et des Français du moyen âge, étaient donc des espèces d'armures défensives, pour parer les coups dans les combats livrés corps à corps; armures qui recouvraient la tête, les bras, le cou, les épaules, les cuisses, les genoux, pour les mettre à l'abri de l'action des armes de main, au moyen des brassards, du hausse-col, des cuissards, etc. Parmi les armes de nos premiers temps héroïques, on voit encore dans nos musées l'armure de Philippe-Auguste à la bataille de Bouvines (en 1214); de Jeanne d'Arc, sous Charles VII (en 1429); de François Ier, celle qu'il portait dans les guerres contre Charles-Quint. L'invention de la poudre à canon changea l'art de faire la guerre, la stratégie prit naissance, le génie et le calcul s'immiscèrent dans l'art militaire, et bientôt les combats corps à corps furent remplacés par les combats à distance : la ruse, les manœuvres exactes, les surprises, remplacèrent la force brute des premières armées. L'habit militaire éprouva bientôt une révolution complète; les vêtements, comme moyens préservatifs, perdirent toute leur influence; on ne pensa plus qu'à laisser une liberté entière aux mouvements du corps, et par conséquent toutes les lourdes armures disparurent; armures pouvant résister aux coups d'une arme blanche, mais que la force des projectiles mus par la poudre à canon rendait tout à fait inutiles. Aussi, comme je l'ai déjà dit, les uniformes militaires sont des espèces de médailles historiques qui peuvent nous donner une idée des divers systèmes qui ont régné dans l'art militaire, dans la stratégie, depuis les temps les plus reculés jusqu'à nos jours. Et si Buffon a dit que notre esprit était d'abord porté à juger par ce qui le frappe superficiellement, et que tout homme d'esprit devait considérer les vêtements comme partie constituante de sa personne; nous pourrions ajouter que cette influence du costume est encore plus puissante sur le jugement des masses, et que souvent des batailles ont été gagnées parce que la vue des combattants avait été fascinée par un habit éclatant, magique, qui rappelait le souvenir d'un grand homme ou d'une époque héroïque. Aujourd'hui, on ne s'occupe plus des moyens de défense que présentait le costume militaire du moyen âge: en effet, on peut trouver, jusqu'à un certain point, dans la disposition des saillies de notre corps, dans le placement si admirable de tous nos organes, protégés les uns par les autres, les plus importants par ceux qui le sont moins, on peut voir, dis-je, que la nature s'était révélée bienfaisante à notre égard dans cette structure raisonnée du corps humain. Voyez comme les gros vaisseaux, ainsi que les nerfs volumineux, siéges du mouvement et de la sensibilité, sont toujours placés sur le côté interne de nos membres, et cette disposition permet à ceux-ci de recevoir un grand nombre de coups de sabre, des projectiles lancés par les armes à feu, lesquels, arrivant sur des surfaces convexes, sont presque toujours réfléchis : ou bien s'ils pénètrent dans nos tissus, ils rencontreront l'os d'un membre qui présentera une seconde surface convexe externe qui écartera le projectile. Et, chose admirable ! c'est contre la surface interne de cet os que sont cachés les principaux organes vasculaires et nerveux, qui se trouvent ainsi à l'abri de l'action d'une balle ou de tout autre projectile. La théorie de l'escrime, sans qu'on s'en doute, est une conséquence de la disposition anatomique dont je viens de parler. En effet, tous ces mouvements de flexion, de rotation et d'extension du membre supérieur qui tient l'arme, ont pour but de présenter à l'arme de l'adversaire la partie externe du membre qui attaque et qui défend, afin que les coups ne puissent atteindre les nerfs et les vaisseaux situés sur la face interne.

Après les généralités sur les vêtements comme moyen de défense, parlons-en maintenant tels qu'ils sont employés aujourd'hui dans l'armée pour l'usage du soldat. Toute la surface de la peau, la face exceptée, est recouverte par diverses pièces de vêtements. Celles qui recouvrent la tête ont pris le nom de *coiffures,* qui ont varié et qui varient encore dans leur nature, leur forme, leur usage, à toutes les époques et chez tous les peuples. Cependant, nous retrouvons ici, plus que partout ailleurs, que l'on a conservé un grand rapport avec les coiffures des anciennes armées : le casque, le shako, rappellent certaines coiffures des guerriers de Rome et du moyen âge. Nous dirons ici pour la coiffure, comme pour tout le reste, qu'optimiste, nous ne discuterons point sur la valeur des choses; telles qu'elles existent aujourd'hui, nous les croyons les meilleures parce que tout est le résultat du progrès et des nombreux sacrifices que l'État s'est imposés. Dans ce monde rien ne peut être parfait, les inconvénients sont toujours à la suite des avantages, et nous croyons qu'en général il vaut toujours mieux voir les choses du bon côté que du mauvais. Le soldat doit veiller avec soin à la propreté de ses coiffures. La garniture intérieure sera renouvelée, autant que possible, sitôt que la sueur l'aura rendue grasse. On aura bien soin de ne rien mettre dans l'espace vide qui se trouve entre la tête et le fond du shako, parceque tous les objets, tels que mouchoir de poche, gants, papiers, rendent l'intérieur de la coiffure trop chaud. Cette masse d'air que nous emprisonnons lorsque nous couvrons notre tête est indispensable pour la rafraîchir, et du moment où vous remplissez ce vide d'objets, vous vous privez de cet avantage précieux. Qu'arrive-t-il, si vous ne suivez pas le conseil que nous vous donnons? La tête s'échauffe, le cuir chevelu se congestionne, surtout à cause de la propriété qu'ont les cheveux de conserver fort bien la chaleur; vous êtes menacés alors de congestions cérébrales, la tête tourne, et quelquefois on tombe sans connaissance, surtout à l'époque des grandes chaleurs. De plus, des maladies particulières peuvent se développer sur le cuir chevelu. Ainsi, en Russie, en Pologne, on voit des maladies de cette partie produites par l'usage de gros bonnets qui ne permettent pas à l'air de se renouveler. Tout le monde a entendu parler de la *plique polonaise,* maladie des cheveux affreuse, accompagnée d'accidents les plus graves. Aujourd'hui les soldats de nos régiments sont trop propres pour qu'ils puissent être atteints de vermine, et si quelques recrues ont encore ce stigmate de la malpropreté la plus dégoûtante, ce sont celles qui nous arrivent des villages les plus malheureux de la France; mais bientôt les soins que reçoivent les conscrits les débarrassent de ces parasites. Lorsqu'un soldat aura fait une longue course, lorsqu'il aura assisté à de grandes manœuvres sur un terrain poudreux, en rentrant, il se débarrassera de sa coiffure, et tâchera de la nettoyer en même temps qu'il se lavera avec de l'eau fraîche toute la surface de la tête; ce soin hygiénique lui procurera un état de fraîcheur fort agréable. Si la coiffure, trop lourde et trop étroite, serrait la circonférence de la tête avec force, on devra en faire l'observation au sous-officier de la compagnie ou de l'escadron, pour que cette coiffure soit changée avant d'être portée plusieurs fois, car on ne doit pas oublier que la pression des coiffures sur les petites branches nerveuses du front peut déterminer des souffrances atroces, au point que le soldat ne peut pas continuer son service.

Le col est cette partie de nos vêtements qui entoure le cou; ce col peut présenter de graves inconvénients lorsque le soldat ne sait pas le choisir ni se l'appliquer convenablement. A certaines époques on a fait usage de la cravate, introduite en France en 1660, selon Percy, illustre chirurgien militaire, dont la plume éloquente nous a prouvé que rien de tout ce qui a rapport au soldat ne doit être indifférent au médecin chargé de veiller à sa conservation. Aujourd'hui l'armée ne porte que le col; cependant dans l'armée d'Afrique, où les chaleurs brûlantes ne permettent guère que la tenue soit aussi sévère qu'en France, quelques soldats, et surtout les officiers, font usage de petites cravates fort commodes, donnant de la fraîcheur au cou, et lui laissant toute la liberté de mouvements. Le soldat, en choisissant son col, devra d'abord en comparer les dimensions avec la circonférence de son cou; mais il faut toujours que le col soit élastique, pas trop haut, et que le serrement du cou ne soit pas trop fort. On a pour habitude de passer le doigt entre le cou et le col, pour savoir si celui-ci est suffisamment serré. Cette manière d'agir est condamnable. Je conçois que, sous les armes, un soldat doive avoir une belle tenue, et quoique médecin hygiéniste, nous ne voulons pas tout soumettre à nos préceptes; loin de nous une telle idée, car il est des circonstances dans lesquelles un corps de troupe doit paraître dans tout son éclat, au risque même de quelques préjudices, peu graves d'ailleurs pour la santé du soldat. Rien ne serait aussi disgracieux, dans une revue à pied, par exemple, que de voir une ligne d'hommes dont les cols seraient très-serrés chez les uns, très-lâches et bâillants au devant du cou chez les autres. Cependant, si un chef, un inspecteur se faisait trop attendre pendant que l'on est sous les armes, le jeune soldat surtout pourrait, pour éviter tout accident, relâcher un peu la boucle de son col, ainsi que l'agrafe de son habit, sauf à les remonter au même point de serrement au moment de l'arrivée de l'officier qui doit passer la revue. Dans les régiments où nous avons servi, nous avons pu voir un grand nombre de recrues, mettant l'uniforme militaire pour la première fois, ne pouvoir le supporter, et tomber sans connaissance dans les revues, parce qu'elles ne savaient pas prendre la précaution que nous exposons ici. Si le soldat est intelligent, expérimenté, et s'il se rappelle ce que nous disons ici, il choisira bien son col, ne le serrera que médiocrement, sil veut éviter les congestions cérébrales, ces saignements de nez surtout qui peuvent compromettre sa vie. S'il s'aperçoit que la tête lui tourne, il devra s'asseoir immédiatement, déposer son sac et son fourniment, desserrer son col, ce qui est la première et principale chose à faire : bientôt il sentira que la vue cesse de s'obscurcir, qu'il reprend sa raison, et pourra de suite rentrer dans les rangs.

Le vêtement qui recouvre la partie supérieure du tronc, la poitrine, est désigné sous le nom d'*habit*, de *capote* et de *veste;* son importance est établie par celle des organes contenus dans la cavité pectorale. L'administration de l'armée a toujours eu raison de faire confectionner le vêtement en *tissus pure laine.* Lorsque le soldat recevra un habit, qui lui est dû aux époques prescrites par les règlements militaires, il n'oubliera jamais de l'essayer avant de le faire porter sur la masse *comme reçu;* il n'acceptera pas celui qui serrerait trop le cou, les épaules, la partie supérieure, moyenne et inférieure de la poitrine. Lorsque le soldat fera usage de son habit, il le boutonnera parfaitement bien en hiver comme en été pour éviter le froid excessif de la première saison, et en été pour éviter qu'un courant d'air frais puisse s'introduire entre la poitrine et l'habit, produisant un refroidissement, bien que local et peu étendu, mais par cela même beaucoup plus dangereux que si la poitrine était légèrement rafraîchie par toute sa surface. Si les ressources pécuniaires particulières du soldat le lui permettaient, nous l'engagerions à doubler, surtout pendant l'hiver, la totalité, ou au moins les épaules, la partie supérieure interne de l'habit, de ces tissus imperméables à la pluie que l'industrie donne à bon compte aujourd'hui : il s'en trouverait bien lorsqu'il est en marche sous une pluie battante, et il ne sentirait pas ce malaise indicible que l'on éprouve lorsqu'un vêtement mouillé se sèche sur notre corps.

La grande capote grise est un vêtement excellent, négligé il est vrai, mais elle est très-importante pour la conservation de la santé du soldat ; elle sera d'autant plus importante pour cet objet, qu'elle aura été choisie plus grande, plus longue, plus épaisse, de bon drap solide et moelleux ; je l'aime surtout lorsque nos soldats s'en servent comme d'une espèce de *pardessus,* et j'approuve cette idée émise par certains chefs de corps. La cavalerie remplace cette capote par de larges et excellents manteaux qui ne laissent rien à désirer sous le rapport de la bonne qualité du drap, ainsi que sous celui de la confection, qui permet au cavalier de monter aussi facilement à cheval que s'il n'avait pas ce vêtement. Le pantalon constitue le vêtement de la partie inférieure du tronc, le ventre. Cette partie du vêtement sera large, bien faite, de manière à ne pas trop serrer la ceinture, ainsi que les autres parties du corps. Si on s'apercevait qu'un point de la surface de la peau fût trop serré, et que cela déterminât quelque rougeur suivie d'excoriation, on ferait élargir le pantalon dans cet endroit, ou bien on commencerait par le doubler en toile fine et mince qui ferait bientôt disparaître les écorchures. C'est en suivant ces conseils que le soldat fera disparaître tous les clous, les excoriations, les plaies superficielles, qui font souffrir cruellement, surtout dans les longues marches. Dans la cavalerie particulièrement, nous avons vu de légères écorchures aux cuisses ou aux fesses déterminer des engorgements énormes dans les aines, que personne ne pouvait attribuer à une cause aussi légère. Les coutures mal faites, à fils trop gros, à bord trop saillant, peuvent produire les mêmes accidents que ceux que je viens de mentionner.

Le soldat, aujourd'hui, a généralement des ressources, il peut s'occuper de son bien-être, et certainement personne ne s'oppose à ce qu'il puisse se procurer de ces petites aisances, de ces riens, qui ont la plus heureuse influence sur la santé. Que nos soldats le sachent bien, et qu'ils pensent continuellement aux nombreuses améliorations faites depuis quelques années en leur faveur, qui ont rendu leur position mille fois plus heureuse que celle d'un grand nombre d'ouvriers qui ont besoin de leur travail journalier pour jouir de leur nourriture quotidienne. Le soldat serait bien coupable s'il dépensait en débauches, en excès, ce que le gouvernement lui donne pour solde et ce que sa famille lui envoie d'argent. Il devra employer, au contraire, cet argent à la conservation de sa santé, en achetant tous ces objets qu'il pourrait considérer comme superflus, et qui cependant sont fort utiles, s'il y réfléchissait. Parmi ces objets, dont l'usage n'est pas répandu chez tous les militaires, je citerai le mouchoir de poche; cependant on doit penser que rien ne dénote une habitude de la plus grande malpropreté comme l'absence de cet accessoire. Parmi les autres effets qu'il est bon de se procurer, même à ses dépens, se trouvent les chaussettes en laine pour l'hiver, en fil ou coton pour l'été. Ces objets sont indipensables pour éviter une foule de maladies produites par le froid humide des pieds. Le militaire doit donc sacrifier ses petites économies à l'achat de ce que nous proposons ici, et non pas amasser cet argent, comme il le fait quelquefois, dans l'intention de se procurer des aliments lorsqu'il sera malade dans nos hôpitaux, ignorant ainsi qu'il peut compromettre sa vie en trompant le médecin et tous ceux qui doivent lui donner des soins. Quant aux chemises, elles doivent être choisies de bonne toile, et essayées avant d'être portées sur la *masse* de l'homme, afin de pouvoir les remettre au magasin, si le col ou les manches étaient trop serrés, ce qui gênerait les mouvements dans les manœuvres, et surtout dans la gymnastique; le défaut de largeur contribuerait beaucoup à accélérer l'usure de ce vêtement, toujours fort cher lorsqu'il est en bonne toile et bien confectionné. Le soldat devra changer de chemise assez souvent; et même dans la cavalerie, à cause du pansage fait sans veste, le cavalier devrait avoir une chemise de rechange qui lui permettrait de ne pas conserver sur la peau la chemise qu'il avait pendant son séjour dans les écuries, soit pour la distribution des fourrages, soit pour les gardes de nuit. La poussière du foin et de la paille, les matières pulvérulentes qui s'élèvent de la peau du cheval pansé, les émanations des écuries, dangereuses surtout à l'infirmerie des chevaux, se fixent sur la chemise devenue sale, et salissant elle-même les habits et la peau de l'homme, laquelle, se couvrant d'une croûte de crasse, est bientôt atteinte par toutes les maladies de peau que nous connaissons. La chaussure du soldat, telle qu'elle est actuellement, ne laisse rien à désirer. Aujourd'hui on n'emprisonne plus son pied dans des chaussures non confectionnées pour lui; il les reçoit après essai et sur mesure : c'est à lui à entretenir les excellentes guêtres de cuir qui maintiennent si bien la jambe et le pied dans ces solides souliers faits en cuir de bonne qualité, et donnés à si bas prix. Le soldat d'honneur doit toujours se rappeler ce que le gouvernement et le pays font pour lui; et qu'il se persuade bien qu'en manquant à ses devoirs, à la discipline, au respect des supérieurs, c'est de l'ingratitude à l'égard de tous ceux qui s'occupent de son bien-être.

Hygiène de la peau. — L'application des vêtements sur notre corps ne suffit pas pour mettre la peau à l'abri contre toutes les maladies qui peuvent l'atteindre ou les organes contenus dans les cavités qu'elle recouvre; elle exige des soins de propreté nombreux, importants: je ne puis les décrire tous ici. Parmi ces soins, ceux qui tiennent le premier rang consistent dans l'emploi de l'eau pour enlever de dessus la peau cette matière grasse, résultant de la sueur et de la poussière provenant du dehors. L'ensemble de ces soins de propreté consiste dans l'usage des lotions, des ablutions et des bains. Parmi ces moyens salutaires, les uns sont d'un usage journalier, les autres ne sont qu'accidentels; chaque jour nous nous soumettons aux lotions d'eau simple, tandis que la santé ne permettrait pas que l'on fît usage aussi souvent des bains. Les lotions n'agissent que localement, tandis que le bain exerce son action sur tout le corps. Chaque matin on doit se laver la tête, le visage et les mains. Les yeux, les oreilles, le nez et la bouche doivent être l'objet de soins particuliers, parce qu'ils constituent nos sens, et que leur intégrité et leur conservation sont attachées à cet usage hygiénique. Les lotions étaient si importantes pour les anciens peuples, qu'ils en faisaient une cérémonie de leur culte religieux, et nous retrouvons encore, sous forme de simple réminiscence, dans les rites du culte romain, certaines cérémonies qui rappellent celles de ces temples antiques où l'hygiène et ses sages préceptes étaient écrits dans les livres sacrés ! Le soldat, chaque matin, devra se laver avec de l'eau fraîche, limpide, d'aussi bonne qualité que s'il voulait en faire usage pour boisson. En été, et surtout pendant les époques de grandes épidémies, il versera quelques gouttes de vinaigre dans l'eau dont il se sert, particulièrement dans celle qu'il fait pénétrer dans les narines par insufflation, ce qu'il peut employer aussi pour combattre les saignements de nez. Je dois m'élever, avec tout le sentiment de dégoût que cela m'inspire, contre cette sale habitude qu'ont beaucoup de militaires de recevoir de leur bouche, où ils l'ont préalablement introduite, l'eau qu'ils emploient ensuite à se laver les mains. Le soldat doit comprendre que cette eau, séjournant dans la bouche, s'est mêlée à la salive, aux matières qui forment les crachats, au tartre des dents; et c'est avec cette eau impure qu'il ose se laver, au milieu d'une cour, dans un corridor, ou dans la chambre ! De temps en temps le militaire propre devra s'injecter quelques gouttes d'eau dans les oreilles, afin de les nettoyer et de ramollir la matière jaune solidifiée, et pour l'extraire ensuite. En suivant ce conseil hygiénique il évitera les maladies de l'oreille, si cruelles par les douleurs atroces qu'elles produisent, les écoulements de pus, la destruction de l'oreille interne que suivra la surdité, destruction qui produit des délires affreux et la mort subite, résultat d'abcès qui s'ouvrent dans l'intérieur du crâne. Des insectes peuvent aussi s'introduire dans nos oreilles et produire des accidents graves, si l'on néglige d'entretenir par une grande propreté cette exquise sensibilité de l'oreille qui nous avertit du danger, lorsqu'un corps menace d'y pénétrer. Les yeux sont certainement nos organes les plus précieux, la vue est plus chère que la vie; la cécité, n'est-ce pas une mort anticipée? Aussi de quels soins, de quelles précautions ces organes, siéges de l'expression et de la beauté, ne doivent-ils pas être entourés! miroirs sur lesquels les passions et tous les sentiments de bonheur et de peine qui assiégent tour à tour l'esprit de l'homme viennent se réfléchir!

Chaque matin on doit se laver les yeux avec douceur et sans les frotter; il ne faut pas oublier que l'eau passée sur la surface des paupières fermées ne suffit pas, mais que cette eau doit pénétrer entre les bords des paupières et sur toute la face antérieure du globe de l'œil. Comme les yeux sont continuellement lubrifiés par une humeur coagulable, il en résulte que chaque matin cette matière se trouve placée sur le bord des paupières entre les cils; l'eau, dissolvant très-bien cette matière, l'entraîne, et nous évitons ainsi que cette matière durcie n'irrite nos yeux, les fasse pleurer, gêne les cils dans leur application, laquelle, n'étant plus régulière, pourrait les faire dévier de manière à déterminer des rougeurs, des inflammations de l'œil souvent fort graves et difficiles à guérir. De plus, cette matière grasse abandonnée sur le devant des yeux annonce une habitude de malpropreté que les gens bien élevés savent éviter avec soin. Un homme qui réfléchit doit toujours avoir présent à l'esprit que la propreté du corps est toujours la preuve certaine de grandes qualités morales.

Les cheveux exigent aussi un soin tout particulier pour leur entretien et leur conservation. Grâce au progrès qui s'est même répandu au sein des classes les plus pauvres, ces dégoûtantes maladies de la tête qui détruisaient les cheveux n'existent plus, les teignes sont devenues rares, et nous, qui avons suivi les conseils de révision dans les villages les plus arriérés de la France, nous avons fait cette remarque avec satisfaction, remarque qui fait l'éloge de nos populations villageoises. Le soldat doit comprendre sans peine que la coupe des cheveux réglementaire est la meilleure, la plus saine, la plus commode, la plus expressive et la plus guerrière. Voyez ces indigènes d'Afrique avec leur tête presque rasée, n'ont-ils pas quelque chose de terrible ? Les cheveux courts ne peuvent produire les maladies de la tête qui étaient si fréquentes dans les temps où nos soldats avaient non-seulement les cheveux forts longs, mais même portaient perruque. Et quand on voit ces admirables tableaux de nos musées qui nous représentent avec tant de détails et de vérité la tenue des soldats de l'Empire, des vainqueurs des Pyramides, on est épouvanté en pensant combien les lourdes perruques, portées sous le ciel brûlant de l'Égypte, ont dû déterminer de malaise et de souffrances. Chaque jour le soldat se lavera la tête pour que l'eau entraîne cette matière blanche squameuse, épidermique, qui se forme continuellement dans les cheveux. En lisant les mémoires du maréchal de Saxe, on voit que cet illustre guerrier ne dédaigna pas de s'occuper de tous ces détails hygiéniques. Tant il est vrai de dire que tout ce qui a rapport à l'homme est grand comme lui !

La bouche est le siége d'un de nos sens, c'est une partie de notre corps qui exige les plus grands soins à cause de ses fonctions et des organes qu'elle renferme. La perte des dents, le scorbut, la gangrène des gencives, le cancer des lèvres et des joues, peuvent être produits par la malpropreté de la bouche. Quelqu'un a dit qu'il n'y avait pas de beauté sans belles dents ; je le croirais assez, et moi-même j'ose dire, en empruntant l'expression presque entière, mais dans un autre sens, d'un auteur spirituel : Montre-moi tes dents et je dirai qui tu es ! En effet, la malpropreté des dents dénote l'homme sans éducation, sans respect humain ; et j'avance que de toutes les infirmités humaines la plus dégoûtante est cette odeur infecte que la saleté seule de la bouche peut produire. Y a-t-il quelque chose dans la beauté physique qui puisse compenser l'odeur fétide qu'exhalent ces gencives saignantes, ulcérées, abandonnant les dents cariées et revêtues d'une épaisse couche de tartre, sorte de glaires durcies ? non certainement ; et quand je vois un soldat veiller à l'entretien et à la propreté de ses dents, j'en conclus bientôt qu'il a des qualités précieuses, qu'il n'est point négligent, qu'il a de l'amour-propre. Que faut-il donc faire pour entretenir la propreté des dents? Certes, je ne veux pas que le soldat se livre chaque matin à ce soin, qu'il se brosse les dents chaque jour; je sais aussi bien que tout autre qu'il n'a que quelques minutes pour s'habiller, et que sa position ne lui permet pas de se soumettre à tous ces conseils hygiéniques, qui ne peuvent être suivis que par l'homme s'occupant exclusivement de sa personne; mais au moins je voudrais qu'il s'occupât du soin de ses dents une ou deux fois par semaine, quand surtout la nature de ses dents et de ses gencives l'exige. Une petite brosse à dents, du prix de quatre ou cinq sous, assez moelleuse et fine, sera employée avec avantage, ou bien un petit fragment de bois de réglisse ou de toute autre espèce, pourvu qu'il présente des fibres ligneuses, douces et s'imprégnant facilement d'un peu d'eau; c'est avec cela qu'il frottera légèrement chaque dent pour la nettoyer depuis son collet qui touche la gencive jusqu'à sa base constituée par le bord coupant de la dent, en ayant soin de passer l'extrémité du petit fragment de bois dont il se sert sur le point de contact de chaque dent, parce que c'est là que se fixe particulièrement la matière qui doit être enlevée; un coup de brosse donné horizontalement sur la face antérieure et postérieure des arcades dentaires terminera cette opération de propreté; au bout de quelque temps, si le soldat a des dents de bonne nature et qui ne tendent pas à se revêtir de matière fétide, pour continuer ce soin il pourra se servir de la pulpe du doigt indicateur qu'il promènera sur toute l'arcade dentaire après l'avoir mouillé dans l'eau. Les substances que l'on peut employer mélangées avec l'eau dans le nettoiement des dents ne coûtent rien, et ce sont les meilleures : le charbon de bois mêlé avec un peu de poudre de quinquina, de l'eau avec très-peu de vinaigre, avec quelques gouttes d'eau aromatique, suffisent dans tous les cas. L'intérieur de la bouche sera gargarisé avec le plus grand soin pour prévenir ces ulcères qui se développent au fond du gosier, sur la langue, sur la face interne des parois de la bouche.

La moustache doit être aussi le sujet de quelques soins hygiéniques, et rien ne prouve mieux que ce que nous allons écrire ici toute l'importance de l'hygiène dans les choses qui paraissent les plus futiles aux yeux de ceux qui sont étrangers à notre science. On trouvera peut-être extraordinaire de nous entendre dire qu'une moustache mal entretenue, mal coupée, mal dirigée sur la lèvre supérieure, peut produire une variété de dartres, peut-être la plus grave de toutes et la plus rebelle à la médecine : la mentagre, c'est le nom de cette dartre qui peut prendre un caractère rongeant, ulcératif, et se transformer en cancer envahissant plus tard les lèvres, le nez et tout le reste de la face. Un médecin militaire fort distingué, M. le docteur Judas, vient de publier des faits que je me hâte de citer à l'appui de ce que j'avance. Il résulterait de ces observations que des poils détachés de la surface de notre peau peuvent s'introduire dans cette enveloppe, s'y cacher et déterminer par leur présence dans nos tissus des accidents fort graves. Dans une marche trop prolongée, par exemple, sous une température élevée, la sueur abondante des pieds, chez certains hommes, peut ramollir l'épiderme, dont les écailles se séparent en se gonflant; quelques poils alors peuvent s'introduire dans leurs intervalles et causer des douleurs atroces, douleurs et accidents que l'on peut très-bien s'expliquer depuis la publication des faits rapportés par le praticien que j'ai cité.

Les organes de la génération doivent être aussi l'objet de la plus grande propreté de la part du soldat, et en voici les raisons: il existe une sorte d'éruption vésiculeuse que tout le monde connaît, parce qu'elle se montre aux lèvres à la suite de la fièvre; cette même éruption peut se déclarer sur les parties sexuelles, lorsqu'elles ne sont pas l'objet de certains soins de propreté. Si des lotions d'eau froide ne l'arrêtent pas à son début, cette éruption s'étend en longueur et en profondeur, détermine une démangeaison insupportable et des excoriations qui ont fait croire souvent qu'elles étaient de nature syphilitique. Qu'arrive-t-il de là? le soldat qui présente cette éruption sur les parties sexuelles, et le médecin, peuvent se tromper sur la nature du mal, prendre les lésions qui ne sont que le résultat de la malpropreté pour un cas de syphilis ; on soumettra un individu à un traitement spécifique très-fort, des plus sévères, pouvant avoir des conséquences funestes sur la santé de ce même individu, lorsque le mal n'était qu'une affection bien légère, et qui n'est même pas une maladie. En soumettant les organes de la génération à des lotions répétées, vous éviterez tous ces accidents, qui peuvent non-seulement compromettre la bonne conduite du soldat, mais encore sa santé, sa constitution même, si on se trompe sur la nature du mal. Ainsi, nous ne pouvons trop le répéter, nos soldats doivent s'habituer à ces soins hygiéniques, à ces lotions des diverses parties du corps, afin d'entraîner toutes ces matières qui irritent la peau. Parmi ces moyens, les bains généraux tiennent le premier rang; et c'est l'hygiène publique qui a fait jouir les populations riches et pauvres de nos grandes comme de nos petites villes des bienfaits que la santé trouve dans l'usage des bains, si répandu aujourd'hui dans toute la France.

Les bains que les soldats doivent prendre réunis en bataillon ou en compagnie, conformément aux ordres ministériels, sont les bains de rivière. Il est défendu à tout soldat de se baigner seul : cette infraction à la discipline est fortement punie par les chefs de corps. On a bien raison d'agir de la sorte, car avant cet ordre du ministre on avait à déplorer la perte d'un grand nombre d'hommes qui se noyaient. En effet, le soldat, presque toujours étranger au pays dans lequel il se trouve en garnison, ne connaît pas les endroits de la rivière où il peut prendre un bain sans s'exposer à quelque danger. Conduits en masse, tous les hommes du même régiment jouissent des précautions salutaires qui ont été prises pour éviter les accidents. Les règlements militaires ont tracé les devoirs à remplir de la part des officiers de semaine et des officiers de santé quand la troupe doit être conduite au bain; mais il faut aussi que l'instinct conservateur et la raison parlent chez le soldat : il y a certaines choses que l'on ne saurait prévoir, que l'on ne commande pas, et qu'il serait impossible d'imposer par la force. Un bataillon entier arrive sur le bord de la rivière pour se baigner; tous les hommes se tiennent sur le rivage; les uns se jettent à l'eau plus tôt ou plus tard, sans faire attention au coup de trompette ou au roulement du tambour qui indique le moment où le bain commence. On peut punir quelques-uns de ceux qui n'observent pas l'ordre donné; mais il suffit que quatre ou cinq hommes soient déjà dans l'eau pour que tous les autres fassent de même, sans trop penser aux ordres : c'est en pareille circonstance qu'il faut parler à la raison du soldat, et lui apprendre tous les accidents graves qui peuvent être la conséquence de la non-observation des préceptes hygiéniques relatifs au bain. En voyant certains hommes agir avec si peu de réflexion, on dirait que la conservation de leur santé, de leur vie, leur est parfaitement indifférente ; peu leur importe, ce n'est point là une affaire de service : cependant la discipline militaire est offensée, et le soldat alors peut être puni de la prison. C'est donc en lui parlant au nom de la discipline et dans l'intérêt de sa santé que nous allons mentionner tout ce qui peut lui arriver de grave en agissant ainsi.

Si la troupe que l'on conduit au bain a un long trajet à parcourir de la caserne à l'endroit de la rivière désigné pour le bain, tous les hommes seront en sueur en arrivant sur le rivage. Dans le régiment de cavalerie où nous avons été employé, nous avions obtenu que tous les cavaliers montassent à cheval pour aller au bain : pendant qu'un escadron se baignait, les chevaux de cet escadron étaient tenus par les hommes de l'autre escadron attendant son tour. Nous avons obtenu ce mode d'agir pendant que le régiment était à Nantes. Le quartier de cavalerie était séparé de l'endroit de la rivière consacré aux bains de la garnison de toute la longueur de l'est à l'ouest de la ville de Nantes. En parcourant à cheval cette distance fort considérable, les hommes n'étaient ni fatigués, ni couverts de sueur, et par conséquent pouvaient se mettre dans l'eau sans inconvénient et sans danger quelques minutes après leur arrivée sur le bord de la rivière. Si de pareilles précautions hygiéniques n'avaient pas été proposées, que pouvait-il donc arriver? Plusieurs hommes auraient pu succomber en prenant le bain, car il est d'observation que des morts subites sont occasionnées par l'immersion du corps dans l'eau froide lorsqu'il est en sueur ou lorsque le système nerveux est affaibli par une longue course qui a épuisé sa force de résistance; et souvent il arrive que l'on croit que des hommes se sont noyés parce qu'ils se sont précipités par imprudence dans un endroit profond et dangereux, tandis que c'est le refroidissement subit qui a occasionné la mort, et il suffit même que l'individu ne soit pas entré dans l'eau plus haut que la région du cœur. Le soldat intelligent doit se rappeler tout ce que nous disons là; et qu'il sache bien que les maladies de poitrine les plus graves, les fièvres les plus rebelles, la mort même, peuvent être produites par l'imprudence de se jeter dans l'eau étant en sueur. Si un coup de trompette indique le moment de se mettre à l'eau, l'homme qui sera encore en transpiration fera prier l'officier de santé du régiment de venir le visiter pour constater son état et pour éviter la punition qui pourrait lui être infligée. Toutes ces précautions peuvent être prises, car lorsqu'un bataillon ou un escadron est bien tenu, bien commandé, rien n'est impossible; les inconvénients du grand nombre disparaissent devant la sévérité mise dans l'exécution de tout ce qui est ordonné. L'admirable organisation des régiments permet que les ordres, la volonté des chefs, soient transmis à chaque soldat avec une rapidité électrique. On doit se rappeler aussi qu'il est excessivement dangereux de se mettre à l'eau immédiatement après avoir mangé : une telle imprudence peut déterminer la mort subite. Le soldat qui serait conduit au bain de suite après le repas devra déclarer que trois heures au moins ne se sont pas écoulées depuis qu'il a pris des aliments : trois heures ordinairement suffisent pour que la digestion soit complète. Celui qui ne sait pas nager ne se dirigera jamais dans un sens quelconque de la rivière sans prendre conseil des maîtres nageurs du régiment, qui sont placés de distance en distance sur le rivage ou dans des barques pour limiter l'endroit de la rivière où tous les hommes doivent rester. En général, il est bon de prendre l'eau subitement en plongeant; mais une fois mouillé, le corps ne doit jamais être sorti de l'eau pendant tout le temps du bain. Croirait-on que quelques conscrits, par ignorance ou par crainte, n'osent même se mettre dans l'eau jusqu'au niveau de la ceinture ? ceci est tout à fait dangereux, car il faut non-seulement rester dans l'eau jusqu'aux épaules, mais encore se mouvoir, prendre de l'exercice dans l'eau. Le mouvement de l'air sur la partie du corps restée hors de l'eau produit une sensation très-pénible que ne ressent pas celle qui est plongée dans le liquide ; cette portion du corps restée au contact de l'air est presque toujours mouillée, l'eau qui adhère à sa surface, passant à l'état de vapeur, refroidit si vite, qu'à peine peut-on rester une ou deux minutes dans l'eau. Au bout de dix à quinze minutes, lorsque le froid commence à se faire sentir, le soldat doit sortir du bain sans se forcer pour y rester plus longtemps, surtout s'il n'y prend que peu ou point d'exercice. En sortant de l'eau, le soldat aura soin, autant que possible, de ne pas s'essuyer avec sa chemise; un mouchoir, un simple morceau de toile suffiront pour enlever l'humidité de la peau et des parties velues; il pourra même faire usage d'une petite éponge dont il se frottera pour rappeler la chaleur et le sang vers la peau. Si cette chaleur salutaire ne reparaissait pas, on doit alors se livrer à un exercice léger, ou prendre un peu d'eau-de-vie de bonne qualité, pour ranimer toutes les fonctions engourdies. Lorsque les soldats sont dans l'eau, ils doivent s'y conduire d'une manière sage et prudente : ils ne se lanceront pas l'eau à la figure des uns et des autres, parce que du sable, des graviers, des herbes, de petits fragments de bois, pourraient être lancés dans les yeux et produire des accidents graves. Le soldat cherchera toujours les endroits où les rayons du soleil ne dardent pas trop fortement, afin d'éviter les coups de soleil qui peuvent occasionner des inflammations du cerveau et la mort.

A la suite du bain, les militaires propres, intelligents, s'occuperont du soin qu'exigent les ongles, surtout ceux des pieds. L'eau a ramolli la substance de l'ongle, et par conséquent il est plus facile de les tailler et de les nettoyer : les ongles des pieds doivent être coupés carrément, tandis que ceux des doigts de la main seront coupés en demi-cercle. C'est par ces soins que l'on empêchera les chairs de recouvrir les ongles, accident qui constitue l'*ongle incarné,* maladie que tout le monde connaît, accompagnée de douleurs horribles auxquelles l'homme le plus courageux ne saurait résister, surtout pendant une longue marche. Cette maladie, ou plutôt cette incommodité, a été traitée de mille manières diverses, et nous devons dire qu'aucun moyen, excepté celui de M. le professeur Baudens, n'est assez efficace pour en débarrasser celui qui en est atteint. Ainsi, à l'aide de petits soins dont l'utilité est comprise de tout le monde, le soldat peut éviter des souffrances terribles occasionnées par une opération douloureuse. Un préjugé que nos militaires partagent avec un grand nombre de personnes, c'est de croire que ce qu'on appelle *cors* est une incommodité de nature extraordinaire, difficile à faire disparaître. Rien de plus simple que de faire apprécier ce qu'est un cor : le frottement et la pression souvent répétés sur un point quelconque de la surface du pied, des orteils par exemple, suffisent pour faire naître cette sorte d'excroissance. Ce frottement peut être produit par une chaussure ou trop large, ou trop étroite; il suffit que toujours le même point de la surface du pied soit en contact avec le point correspondant de la chaussure : par ce frottement, la substance cornée de la peau, l'épiderme, se durcit, augmente d'épaisseur, et forme bientôt une petite excroissance dont la pression sur les filets nerveux détermine ces douleurs si cruelles pour certaines personnes. On doit donc bien se garder de faire usage de ces moyens si vantés par les charlatans dits *pédicures,* qui, en introduisant dans la peau des instruments piquants sous le prétexte stupide d'extirper je ne sais quoi, peuvent faire périr un individu dans les convulsions les plus affreuses, et même produire le tétanos, comme on en rapportait un exemple dernièrement dans un journal. Lorsqu'on a un cor très-saillant, voici ce qu'on doit faire pour le guérir : on prend d'abord un bain de pied simple dans lequel on ajoute un peu de son ordinaire; au bout de vingt à trente minutes, on s'aperçoit que le cor est ramolli, qu'il est moins douloureux et que la peau n'est plus rouge : c'est alors que vous vous servez d'un canif ou d'un rasoir pour exciser ce cor horizontalement, couche par couche, et en petits fragments très-minces. Au moment où une nuance rouge apparaît sous le cor que vous enlevez par parcelles, vous suspendez l'opération. La pulpe du doigt appuyée sur le point où existait l'excroissance, ne trouvant plus de dureté, vous indiquera que le cor est enlevé; et si, comme on le dit vulgairement, le cor revient, c'est que la même cause persistant, si vous ne la combattez pas par des soins convenables, nécessairement cette incommodité doit se reproduire également.

Etude hygiénique mise à la portée du soldat sur les soins qu'exige l'appareil respiratoire.

La peau étant unie par des rapports intimes et directs avec l'appareil pulmonaire, je crois qu'il est rationnel de faire suivre l'hygiène de la peau des conseils hygiéniques qui s'adressent à la respiration. Avant d'aborder l'étude hygiénique de cette fonction, il me sera facile de vous donner une idée de la respiration, de l'air et de son action sur le sang dans le poumon, où il vient entretenir la vie en donnant au sang noir les propriétés excitantes, vivifiantes qu'il doit avoir pour ne pas causer la mort. Le mot *appareil* veut dire ici une réunion de parties, d'organes, qui tendent tous à l'accomplissement d'un même acte, d'une même fonction: ainsi, la bouche, l'estomac, les intestins, étant le siége de la digestion, on appelle cet ensemble d'organe *appareil digestif*, comme le poumon et le conduit qui dirige l'air dans son intérieur ont reçu le nom d'*appareil respiratoire*. Tout le monde a vu, chez les bouchers, de ces poumons d'animaux que l'on gonfle par une insufflation d'air : la même chose se passe chaque fois que nous dilatons notre poitrine pour recevoir l'air. Cette fonction est essentiellement vitale, attendu son importance extrême pour la vie, au point que quelques secondes d'interruption peuvent entraîner une mort instantanée ; car vivre et respirer sont synonymes dans toutes les langues. Lorsque la respiration est suspendue, il y a bientôt asphyxie, comme cela a lieu chez les noyés, parce que l'eau empêche l'air de s'introduire dans la poitrine, de continuer son action sur le poumon; ou bien c'est quelquefois l'air corrompu par la combustion du charbon ou par un mélange de gaz délétères qui porte préjudice à notre santé ou occasionne la mort. Le poumon est donc un organe où arrivent l'air et le sang, qui entretiennent la vie par l'action réciproque qu'ils ont l'un sur l'autre. La vie étant toujours fortement compromise par les maladies de cet organe, il est donc de la plus haute importance de vous donner des notions exactes sur ce qu'on a à faire pour les prévenir.

Comme l'estomac reçoit les aliments, de même le poumon reçoit l'air; l'aliment et l'air sont ce que nous appelons *agents extérieurs* de la vie d'entretien, de nutrition. L'estomac réagit sur l'aliment, qui vient l'exciter; le poumon s'impressionne du contact de l'air: il y a donc une action et une réaction partout et toujours, voilà tout le secret de la vie. La vie peut être représentée par une portion d'arc de cercle, ayant un certain degré de tension à l'aide d'une corde sous-tangente : tant que cet arc restera isolé, abandonné à lui-même, il conservera son immobilité; donnez-lui une légère impulsion pour le fléchir, il entrera en mouvement ou vibration jusqu'à ce qu'il soit revenu à son point de tension primitive: tel est l'état continuel de nos organes et le mécanisme des fonctions. Si la tension et l'impulsion que vous donnez à cet arc sont trop fortes, vous pouvez rompre la corde ou briser l'arc; si au contraire elles sont maintenues dans un juste équilibre, vous conservez l'élasticité de l'arc de cercle, et vous lui donnez plus de force par la flexion même à laquelle il aura été soumis. Voilà ce qui constitue l'hygiène des fonctions de l'homme; par conséquent, cette science doit nous apprendre à éviter toutes les forces, toutes les influences trop violentes ou trop faibles de la part des agents extérieurs, qui exercent tant d'empire sur nous. Parmi ces agents auxquels nous devons la vie, aucun n'a plus d'influence sur nous que l'air atmosphérique. Cette partie de l'hygiène est peut-être la plus importante de toutes, car quoi de plus curieux et de plus intéressant à connaître que l'influence de la bonne ou de la mauvaise qualité de l'air sur l'économie animale? La connaissance des bienfaits de l'air pur, et ses propriétés nuisibles quand il ne l'est pas, ne sont-elles pas tombées dans le domaine des notions les plus vulgaires, même pour la classe la plus ignorante de la société? Qui ne comprendra pas le fait suivant qui s'est passé dernièrement en Allemagne, et que tous les journaux ont rapporté; fait qui prouve, plus que tous les arguments que je pourrais invoquer en faveur de mon travail, combien il est important, et combien il est au-dessus de toute objection que l'on pourrait faire? L'hiver dernier, douze soldats allemands étaient de service à un poste; le corps de garde, mal aéré, et chauffé par un poêle, fut bientôt rempli d'un air impropre à la respiration: une certaine quantité de vapeur de charbon s'était répandue dans la pièce par les fissures des tuyaux mal joints. Tous les hommes, excepté celui qui était de service, éprouvèrent bientôt un profond assoupissement, qu'ils ne purent vaincre; ils s'endormirent profondément, mais c'était du sommeil de la mort. Lorsque l'homme de garde rentra, surpris de ne pas avoir été relevé de faction, il trouva tous ces malheureux camarades asphyxiés.

L'air doit être pur pour entretenir la vie, et je crois que tout homme un peu intelligent peut avoir une idée de ce corps gazeux si important. Il n'y a pas encore longtemps que nous connaissons la nature et les propriétés de l'air, c'est à un savant français que nous sommes redevables de cette importante découverte. Il a été démontré que l'air est formé de deux substances connues, l'une sous le nom d'*azote,* et l'autre sous le nom d'*oxygène,* et qu'il était indispensable qu'elles fussent mélangées, car, sans cette condition, elles peuvent toutes les deux donner la mort, employées isolément et sans être combinées; et, chose remarquable! c'est que l'azote ou la substance mortelle est en quantité beaucoup plus considérable dans l'air que l'autre, l'oxygène, qui lui donne la propriété d'entretenir la vie, en agissant sur le sang dans l'intérieur des poumons: la première, ou azote, entre dans la composition de l'air dans la proportion de 79 pour 100, et la seconde (oxygène), seulement dans la proportion de 21 pour 100. Eh bien, toutes les fois que nous nous trouvons dans un lieu où l'air ne présente pas cette composition exacte, notre vie est fortement compromise, on peut mourir tout à coup ou par langueur, suivant la différence légère ou énorme dans les termes de cette proportion : oxygène est à azote : : 21 : 79. Il y a aussi de l'eau dans l'air; tout le monde sait qu'il y a un temps humide, que les brouillards et les nuages ne font que des masses d'eau tenues en suspension dans l'atmosphère; cette eau est nuisible à la santé quand elle se trouve en excès, et détermine des maladies fort graves. Enfin, il y dans l'air d'autres substances à l'état de gaz que nous ne voyons pas, mais, que la chimie nous fait connaître, c'est le gaz acide carbonique, gaz qui est produit par la combustion du charbon de bois, dans les fours à chaud, dans la fermentation des boissons, par la respiration de l'homme et des animaux ; et c'est encore le gaz acide carbonique qui rend si impur et si dangereux l'air des chambres de nos casernes, des corps de garde, des hôpitaux, quand ils ne sont pas soumis à une ventilation régulière et méthodique.

L'air agit sur la peau, sur le poumon et sur tout notre corps de diverses manières, suivant qu'il est chaud, froid, sec, humide: c'est ce dernier état de l'air qui est le plus contraire à notre santé. L'homme a besoin au moins de 750 litres d'air par vingt-quatre heures, il rend par l'exhalation pulmonaire une quantité considérable d'acide carbonique dans le même espace de temps; la quantité de vapeur pulmonaire unie à ce gaz fait voir combien il est dangereux d'habiter les lieux étroits et exactement fermés. Cet air atmosphérique a été pesé par les physiciens, qui ont trouvé que chaque homme porte, relativement à l'étendue de la surface de son corps, trente-deux mille livres d'air; mais comme ce fluide est élastique, il se fait équilibre en tout sens autour de notre corps: cette pression ne peut donc nous écraser, et même elle est fort peu sensible. Cet air forme une couche de 15 lieues d'épaisseur autour de la terre, c'est lui qui fait vivre à la surface du globe ces milliers de plantes et d'animaux qui nous frappent d'admiration par leurs variétés infinies. Son poids sur la surface de notre planète était indispensable pour y fixer tous les corps qui y demeurent, car, sans cette condition, rien ne pourrait y rester fixé, tous les corps se briseraient, se dissocieraient, ce serait le retour du chaos. Lorsque l'air est devenu excessivement mobile, que le calme de l'atmosphère est rompu, qu'il nous fait sentir sa pression, cet état particulier de l'air constitue les vents, qui ont été justement nommés les *vagues de l'air*. Les vents sont indispensables pour renouveler l'air au milieu duquel nous vivons, car l'atmosphère se chargeant continuellement de substances nuisibles répandues autour de nous, notre vie serait bientôt compromise si le renouvellement de l'air ne détruisait ces influences pernicieuses. On apprécie l'utilité des vents, quand, en été, on se trouve dans un appartement dont l'air n'est point renouvelé: alors une chaleur pénible vous accable bientôt, parce que la couche d'air qui recouvre votre corps n'est point renouvelée par un air plus frais et plus pur. L'air chaud est en général salutaire à notre corps, une chaleur modérée augmente l'énergie des facultés intellectuelles et excite souvent une transpiration avantageuse chez les hommes nerveux, secs et faibles: c'est cette espèce d'air qui offre le plus d'avantage pour le maintien de la santé et la guérison des maladies. L'air froid et sec produit d'abord une sensation pénible sur le corps, sur la partie la plus exposée à son action; il fait refluer le sang de l'extérieur à l'intérieur; et si on se livre au repos sans réagir contre lui, on est certain de succomber à son action. En 1812, à la retraite de Moscou, tous les soldats qui s'abandonnèrent au repos et qui permirent au froid de les engourdir succombèrent; ceux au contraire qui marchèrent continuellement parvinrent au terme de leur course, qui était pour eux la conservation de la vie et le retour dans la patrie. Quand on est exposé au froid vif il faut donc toujours se livrer à quelque exercice, accélérer la marche afin de réagir contre l'action de cet agent qui peut déterminer l'apparition de la gangrène sur une partie quelconque de notre corps. Si l'on s'apercevait qu'un membre, un doigt de la main, un orteil, fussent paralysés par le froid, en arrivant devant un feu, on ne devrait pas soumettre de suite cette partie à la chaleur, qui y provoquerait la gangrène. On frictionnera d'abord la partie menacée de gangrène avec de la neige, de l'eau-de-vie ou du vinaigre; on prendra en même temps à l'intérieur quelques cuillerées de bouillon et de bon vin. Rappelons-nous ce qui arriva en Russie, lorsqu'un grand nombre de nos soldats eurent atteint les premières villes de Pologne : ils se précipitèrent devant les feux que l'on avait allumés dans les maisons et les hôpitaux où on les recevait ; les membres engourdis par le froid se gangrenèrent, et cette imprudence arracha la vie à un grand nombre de ces braves ; vie qu'ils avaient conservée avec tant de peine au milieu des neiges et des frimas, bien qu'ils eussent été accablés par la fatigue et dévorés par la faim. Si l'humidité froide de l'air est l'état le plus contraire à notre santé, c'est contre elle que le soldat doit lutter avec le plus de précaution et de persévérance. En France, c'est l'état le plus fréquent de l'atmosphère de nos garnisons de l'ouest et du nord. C'est presque toujours sous son influence que des épidémies se déclarent dans nos casernes. Sous cette température, notre corps languit, s'affaiblit, et bientôt il est atteint de toutes ces affections catarrhales, qui peuvent devenir des maladies fort graves.

Quelles sont les précautions à prendre de la part du soldat pour se mettre à l'abri des maladies que les diverses saisons, ainsi que leur température si variable, peuvent déterminer ? Pendant l'hiver particulièrement, il aura soin de bien se couvrir pour éviter le froid, surtout lorsqu'il est humide ; il veillera en même temps avec le plus grand soin pour que ses habits ne soient pas mouillés, et principalement pour ne jamais les laisser se sécher sur son corps ; s'il est de garde, dès la première pluie il entrera dans la guérite, sans attendre que la pluie ait imprégné ses vêtements. Si le soldat ne pouvait suivre les conseils exposés ici, en quittant la garde il pourra, si ses moyens le lui permettent, prendre un peu d'eau-de-vie de bonne qualité, pour produire dans toute l'économie un état de stimulation ; si agréable quand on a eu à subir pendant longtemps l'action du froid humide. En rentrant dans la chambre, si les habits sont mouillés on devra en changer immédiatement ; si on ne pouvait pas agir ainsi, il faudrait au moins les faire sécher devant le poêle, en s'enveloppant dans la capote pour ne pas les laisser sécher sur le corps ; car, je le répète, c'est une cause des plus fréquentes de la fluxion de poitrine, comme nous pouvons nous en convaincre chaque jour. Ordinairement chaque soldat fait ce que nous disons là, et c'est une preuve, entre mille, que l'hygiène est une science dont il fait l'application continuelle sans s'en douter.

Lorsque la température de l'air est très-élevée, le militaire doit surtout éviter le passage subit du chaud au froid. La chaleur comme le froid, vifs et continuels, ne sont pas à craindre comme les variations du chaud au froid qui constituent nos intempéries si remarquables depuis quelques années. L'époque de chaque saison la plus saine, la plus favorable à la santé, est à la moitié de la durée de chacune d'elles : à leurs deux extrémités, elles n'ont rien de propre, de permanent, ce n'est que variabilité chaque jour et à chaque instant. Quand le soldat se trouve dans une abondante transpiration, il ne doit pas quitter sa veste ou son habit lorsqu'il est dans un endroit trop frais ou trop humide; il se gardera même de les déboutonner, car en renouvelant l'air échauffé qui se trouve entre la poitrine et son habit, il peut en éprouver un refroidissement fort pénible et dangereux. Il vaut mieux ne pas se priver de suite de tout exercice, ne pas se découvrir immédiatement, et alors la transpiration s'imprègne dans les tissus des vêtements, et, transportée de l'intérieur à l'extérieur par la chaleur du corps, elle s'éloigne de la peau sans la refroidir. En Afrique on peut très-bien observer ce que j'avance ici: tout le monde porte de la flanelle sur la peau, et elle est indispensable, car sans cela il faudrait changer continuellement de vêtements. Cette flanelle est une sorte d'éponge qui s'imbibe de la sueur à mesure qu'elle se forme sur la surface de la peau; cette flanelle reste toujours sèche et chaude, tandis que les habits sont tout aussi mouillés que si on sortait de l'eau.

Tout ce que nous avons dit jusqu'ici regarde le soldat individuellement; mais le point d'hygiène que nous allons traiter maintenant intéresse la masse des individus, un bataillon, un régiment tout entier, car l'état salubre des chambres, leur disposition et leur ventilation, sont les sujets sur lesquels les chefs de corps et les officiers de santé doivent le plus réfléchir; il est bon aussi que le soldat connaisse les conditions qu'un casernement doit présenter pour être sain, et surtout pour que sa santé ne soit jamais compromise par défaut de ventilation, et qu'il se rappelle toujours que la première qualité d'un logement, c'est sa bonne aération. Les casernes sont ordinairement construites hors du centre des villes; on choisit de préférence un lieu élevé, bien aéré, vaste et pas très-loin d'une rivière. Les casernes se composent de parties de bâtiments habitées, et d'autres qui sont destinées pour les magasins et les ateliers des ouvriers du régiment. La façade principale d'une caserne doit être toujours située vers le sud-est, et les logements dont les fenêtres correspondent à cette direction doivent être habités de préférence à tous les autres. Si, dans la distribution du casernement, le soldat était libre de choisir sa chambre, il devrait avant tout ne jamais se placer au rez-de-chaussée, presque toujours humide lorsqu'il est tout à fait au niveau du sol et qu'il n'y a pas de caves souterraines. Ce point d'hygiène militaire regarde spécialement les sous-officiers de chaque compagnie ou escadron; ils doivent même consulter les officiers de santé du régiment sur la place donnée à chaque homme dans les chambres, parce qu'un lieu humide, ne présentant pas toutes les conditions de salubrité, peut quelquefois être sans inconvénient sur la santé et la constitution d'un homme robuste, tandis que pour le jeune soldat cela peut être le commencement et la cause occasionnelle de la perte de sa santé, d'une maladie de langueur qui peut le conduire au tombeau. Ainsi le premier et le deuxième étage de nos quartiers, du côté de la façade principale, devront toujours être préférés pour l'habitation de la troupe. Lorsque le soldat sera définitivement placé dans une chambre, sa place n'étant pas établie par un numéro d'ordre, mais seulement par l'étiquette fixée au chevet de son lit, indiquant son nom et son numéro matricule, il pourra choisir, selon sa volonté, la partie de la chambre où il veut placer définitivement son lit : il se rappellera alors que son lit ne doit jamais être placé directement en face d'une fenêtre, surtout si elle correspond à la porte, ce serait pour lui la place la plus dangereuse, à cause des courants d'air qui s'établissent chaque fois que la fenêtre et la porte se trouvent ouvertes au même instant. Bien des fois il nous est arrivé, dans les régiments où nous avons servi, d'arrêter le développement de maladies fort graves rien qu'en faisant changer de place le lit de l'homme qui n'était encore qu'indisposé. Un soldat descend la garde, il rentre avec une toux légère accompagnée d'un peu de fièvre; le lendemain il reste couché dans un lit soumis à un courant d'air : bientôt vous voyez cette indisposition dégénérer en une fluxion de poitrine fort grave et souvent mortelle. Ainsi il est facile de comprendre qu'un rien peut nous frapper de mort, comme aussi un rien peut nous arracher de ses bras et nous rendre à la santé.

On appelle ventilation l'action de renouveler, de

changer, de purifier l'air d'une habitation, d'un appartement, des chambres d'une caserne ou des salles d'un hôpital. Cette ventilation est excessivement importante : par elle, l'air de nos appartements reprend toute sa pureté, toutes ses propriétés vivifiantes. Les soldats surtout doivent avoir une idée bien exacte de cette ventilation, si nécessaire pour la conservation de leur santé : elle ne doit jamais se faire pendant la nuit, et je dois dire que, dans les circonstances ordinaires, toutes les fenêtres et les portes doivent être fermées quand le nombre des lits est conforme à l'étendue de chaque chambre, lorsque par conséquent chaque homme a le nombre de cubes d'air exigés par les règlements militaires. Cette ventilation sera faite le plus souvent possible; on peut la distinguer en deux espèces : la première, dite complète, s'établit en ouvrant tout à la fois les portes et les fenêtres des chambres, ainsi que celles des corridors : on fait arriver ainsi de grands et rapides courants d'air; la seconde, moins complète, se fait en ouvrant seulement une fenêtre ou deux, mais du même côté. La ventilation générale ne sera effectuée que lorsque les hommes seront sortis des chambres, qu'ils sont aux exercices ou aux manœuvres, etc.; tandis que la ventilation lente, à petits courants, peut se faire lorsque les hommes sont dans leurs chambres, s'occupant des soins de propreté, de leurs buffleteries ou de leurs vêtements ; bien que cette ventilation soit peu dangereuse, cependant le soldat aura soin de se couvrir d'une petite veste, surtout en hiver.

Le soldat intelligent comprendra facilement les bienfaits de cette ventilation. L'haleine des hommes corrompt l'air des chambres; l'odeur des chaussures, des vêtements, des aliments, contribue aussi à enlever à l'air la pureté nécessaire à la vie. Cet air vicié pénètre dans les poumons, et bientôt le sang éprouve une altération qui se fait ressentir sur la constitution générale. Ce gaz vivifiant, échauffé et humide, accable et cause un état de malaise insupportable; raréfié par la chaleur occasionnée par les grands rassemblements d'individus. il est plus léger et moins riche en oxygène sous le même volume. L'air extérieur, au contraire, attiré par la ventilation, est plus frais et plus froid, plus pesant que celui qui est échauffé; il pénètre dans la pièce habitée, s'y répand de toutes parts, et renouvelle ainsi l'atmosphère ambiante. Ces phrases prouvent donc combien l'on a raison de s'occuper avec tant de soin de cette question d'hygiène, la ventilation des casernes. Dans une chambre fermée et habitée, il arrive, lorsque l'air est mêlé à des gaz insalubres, que ceux-ci gagnent la partie inférieure de la chambre : c'est pour cela que les lits doivent être placés à un pied au moins au-dessus du plancher : l'air peut alors les envelopper, circuler tout au tour; mais il faut aussi qu'un intervalle existe entre les murs et le lit. Les règlements militaires ont déterminé exactement les distances qui doivent séparer les lits les uns des autres; il est expressément défendu que deux lits soient réunis ou accolés; il faut au contraire que l'intervalle qui les sépare soit le plus considérable possible. Les objets de literie doivent être tenus avec la plus grande propreté. Ce point d'hygiène laisse généralement à désirer dans nos casernes, et cependant il est très-important, comme on va le voir. Il est d'observation que tous les tissus de laine particulièrement peuvent conserver certains principes contagieux qui font naître de terribles épidémies : c'est pour cela que, pour arrêter ces accidents, on soumet les provenances du Levant aux quarantaines, comme on le fait également pour ceux qui sont à bord des bâtiments marchands. Dans toutes les réunions nombreuses d'hommes, ces principes contagieux peuvent se former spontanément et se conserver en s'imprégnant soit dans les vêtements, mais surtout dans les literies : de là un germe permanent de maladies qui peuvent se déclarer avec une intensité terrible, qui nous surprennent parce que la cause nous est inconnue, et qui sont dues sans doute à tous ces miasmes lorsqu'ils ne sont pas détruits par le mouvement de l'air. C'est sous l'influence de ces conseils hygiéniques que les militaires n'oublieront jamais qu'ils devront secouer ou battre leurs couvertures de lit, ainsi que leurs vêtements. Cette opération de propreté peut se faire par les fenêtres, si cela ne présente pas d'inconvénient, mais mieux dans les cours, loin des chambres et des cuisines. Les habits ne devraient pas rester toujours pliés sur les planchettes; il faudrait de temps en temps les exposer à l'air et à la lumière, afin de les débarrasser de toute la poussière qu'ils reçoivent quand on balaye les chambres.

Lorsqu'une chambre est chauffée par un poêle, quelles précautions hygiéniques faut-il adopter pour que son emploi ne soit pas nuisible mais favorable? Nous devons dire ici que, généralement, les militaires se montrent peu intelligents ou peu soigneux dans la manière d'entretenir les poêles et de chauffer les chambres. La quantité de bois donnée chaque jour n'est point économisée pour les vingt-quatre heures; on remplit d'abord le poêle d'une énorme quantité de bois, bientôt tout ce qui en a été donné à la distribution disparaît, on chauffe rapidement et à une température trop élevée chaque chambre; au bout de quelques heures, comme les poêles en fonte donnent et reçoivent très-rapidement la chaleur sans la conserver longtemps comme ceux de faïence, il arrive que l'on se trouve tout à coup dans un air très-chaud qui devient froid tout aussi vite lorsqu'on cesse de l'entretenir par le manque de bois. Souvent, pendant une journée d'un froid rigoureux la température des chambres est si élevée que les hommes suent abondamment: des imprudents ouvrent alors les portes et les fenêtres sans précaution; les hommes partant subitement pour une corvée, pour un exercice ou une garde quelconque, se trouvent saisis par le froid, puisqu'ils passent subitement d'une chaleur excessive à un froid de 3 à 4 degrés au-dessous de zéro. Lorsque le soldat est aussi peu raisonnable, il ne doit pas être surpris de voir de ses camarades imprudents, forts et robustes, être atteints de ces terribles fluxions de poitrine qui font périr tant d'individus. Le soldat intelligent suivra nos conseils, et lorsqu'il voudra chauffer sa chambre, il le fera lentement, de manière à entretenir une chaleur douce, permanente, et surtout au même degré pendant que la quantité de bois donnée le permettra. Les caporaux et brigadiers doivent toujours faire éteindre les poêles avec les lumières ; il ne faut jamais les entretenir pendant la nuit, quand les hommes sont couchés, on aurait à craindre les incendies et surtout l'asphyxie, asphyxie qui peut être produite rien que par la braise du poêle, si des hommes imprudents, ignorants, ont le malheur de fermer la clef du poêle avant de se coucher, croyant par là prolonger l'action de la chaleur entretenue par la braise. J'ai déjà cité un fait qui prouve ce danger. Pareils accidents peuvent même arriver lorsque la braise de boulanger est allumée dans une cheminée dont l'appel ne se fait pas bien. Il y a quatre ans, un de nos meilleurs généraux a failli périr asphyxié parce qu'avant de se coucher il avait allumé de la braise de boulanger dans la cheminée de sa chambre à coucher, afin de la chauffer sans craindre la fumée; mais l'appel de la cheminée ne se faisant pas bien, la vapeur du charbon se répandit dans l'appartement. Par un hasard providentiel, le général fut réveillé et sentit sa respiration excessivement gênée : il s'aperçoit qu'il est tout étourdi; mais ayant encore la conscience du danger, il s'élance rapidement au milieu de sa chambre, trouve une fenêtre, l'ouvre rapidement, et tombe sans connaissance sur le parquet. Sa vie était sauvée, car la liberté entière de la respirationre parut sous l'influence de l'air frais du dehors qui se précipita dans la chambre infectée par la vapeur du charbon. Quelques secondes plus tard la stupeur eût fait des progrès, la réflexion et le mouvement auraient été impossibles, et le lendemain on n'aurait plus trouvé qu'un cadavre! On doit voir combien est important tout ce que nous disons ici. Le soldat doit aussi seconder par son intelligence, par son zèle et ses bonnes intentions, les efforts du médecin. Que le militaire intelligent cesse donc enfin de regarder comme fort accessoire pour lui tout ce qui intéresse sa santé et sa vie.

Si le soldat tient proprement ses literies, s'il lave souvent les planches et les traverses de sa couchette, il se débarrassera de tous ces insectes qui l'empêchent de dormir pendant les nuits d'été; mais ce sont surtout les parquets des chambres qui doivent être l'objet de soins continuels de la part de ceux qui les habitent. La boue que les chaussures y apportent continuellement, tous les objets qui y sont jetés dans le nettoiement des effets et ensuite pendant les repas, répandent une odeur infecte et entretiennent une humidité qui peuvent être fort préjudiciables à la santé. Le soldat pourrait avoir une petite caisse couverte où il placerait avec soin ses souliers; on pourrait aussi établir de petits placards fermés, contre ou dans l'épaisseur des murs, afin d'éviter la mauvaise odeur des chaussures, qui y seraient placées avec soin. Ces petites armoires ou placards contribueraient beaucoup à la conservation des habillements si on les établissait de manière à pouvoir les y placer, au lieu de les laisser exposés à la poussière, comme ils le sont sur les planches.

Si l'air a une grande influence par sa pureté sur la conservation de notre santé, l'action de la lumière est tout aussi indispensable. L'arrivée directe de ce fluide dans nos appartements est nécessaire à leur salubrité. Si dans nos casernes on a remarqué de graves inconvénients lorsque les chambres n'étaient pas bien aérées, ils ne sont pas moindres lorsque l'action bienfaisante de la lumière ne se fait pas sentir sur ceux qui habitent telle ou telle pièce d'un corps de bâtiment quelconque. On peut voir dans les ateliers placés au rez-de-chaussée, au fond d'une cour ou derrière un bâtiment, les ouvriers pâlir, s'étioler et tomber malades, bien que l'air soit renouvelé avec soin. Le soldat doit donc savoir que l'air seul ne suffit pas pour exciter notre organisation, mais qu'il doit être secondé par la lumière. Les chambres les mieux éclairées doivent donc être préférées à toutes les autres, et dans le placement des lits c'est une considération que l'on ne doit pas oublier. L'action de la lumière est si puissante sur l'économie de l'homme, et surtout sur la peau, que c'est à elle que l'on doit rattacher cette nuance de couleur qui distingue les variétés de l'espèce humaine, car c'est elle qui donne aux soldats d'Afrique cette couleur basanée qui les rapproche des indigènes. C'est lorsque la chaleur et la lumière unissent leur action sur notre organisme que les fonctions s'exécutent le plus facilement; la transmission de la chaleur dans nos organes, c'est presque la vie, car celle-ci ne pourrait se maintenir sans la chaleur.

Mais en été, cette chaleur excessive agit sur le moral de l'homme, elle surexcite le cerveau en l'altérant dans ses fonctions et en faisant éclater le délire le plus affreux : l'insomnie surtout est quelquefois terrible, et ce n'est pas une des moindres tortures que la chaleur peut faire subir à l'Européen transporté dans les régions tropicales. Toutes les parties de notre corps se gonflent par la chaleur et deviennent lourdes, l'accablement est extrême, la respiration gênée, le sang stagne dans les gros vaisseaux, dans le cerveau, et de là ces inflammations redoutables que le médecin, souvent, ne peut pas arrêter. C'est donc au soldat intelligent à éviter, autant que possible, l'influence pernicieuse de la chaleur. S'il est de garde ou occupé par tout autre service commandé, il se placera à l'ombre, s'il le peut, et il fera tous ses efforts pour que les parties de son corps qui subissent l'action de la chaleur ne soient pas toujours les mêmes. Pour éviter cette chaleur trop forte, il pourra fermer les fenêtres des chambres au moment de l'action en plein du soleil, il arrosera les parquets fréquemment, afin que la vapeur d'eau en se formant rafraîchisse l'air devenu trop chaud; il vaut mieux répéter souvent ces aspersions que de les faire avec une trop grande quantité d'eau à la fois, ce qui entretiendrait une humidité trop prolongée, et rendrait l'air trop froid pendant la nuit. La chaleur agissant surtout sur le cerveau, c'est du côté de la tête que les soins hygiéniques doivent être dirigés : à la suite d'une marche, au bout d'une étape, après de grandes manœuvres, le soldat aura soin de se laver le visage et les cheveux avec de l'eau fraîche contenant quelques gouttes de vinaigre. On doit toujours se rappeler que la conservation de notre santé ne dépend que de moyens simples et faciles à mettre à exécution, qu'il en est ici comme pour le traitement des maladies, dans lesquelles ce sont toujours les médicaments les plus simples et les plus ordinaires qui sont les plus efficaces. La vie est une sorte de puissance, orgueilleuse de son indépendance, qui n'aime pas à se soumettre à ces milliers de moyens que l'homme imagine pour la conserver et la soustraire aux causes qui veulent la détruire.

Lorsque la respiration a été suspendue, soit par un obstacle à l'arrivée de l'air dans les poumons, soit que l'air lui-même, corrompu par des substances délétères, ne possède plus ses propriétés vivifiantes, l'homme est frappé d'asphyxie et meurt bientôt. Bien que la respiration soit complétement abolie, cependant il est d'observation que la vie ne s'éteint entièrement qu'au bout de quelques minutes : on serait donc bien coupable si par négligence ou par ignorance on ne portait pas quelque secours en pareille circonstance. Aujourd'hui tout le monde connaît les moyens à employer en pareil cas, et le soldat plus que tout autre serait à blâmer si un de ses camarades mourait sans recevoir les secours qui pourraient le rappeler à la vie. Les conseils que nous allons donner sont d'une application usuelle, et il est inutile d'être médecin pour les comprendre. Que doit donc faire un soldat lorsqu'il trouve un camarade sans vie, asphyxié? Sa conduite doit varier suivant le lieu où l'individu est trouvé et suivant la cause déterminante de l'asphyxie. Le corps inanimé se trouve-t-il dans une chambre trop chauffée, dans un corps de garde contenant de la vapeur de charbon, il s'empressera d'ouvrir toutes les issues de la pièce, ensuite il portera l'asphyxié dans un endroit frais; il le déshabillera, lui ôtera d'abord le col, ensuite l'habit ; en même temps des lotions d'eau froide seront faites sur le visage. La tête sera tenue élevée, un peu de vinaigre sera placé au-dessous du nez; à l'aide des barbes d'une plume on chatouillera les narines. On fera quelques frictions sur la région du cœur, on provoquera les mouvements respiratoires en abaissant et en élevant par des pressions méthodiques le devant de la poitrine. On pourra appliquer sur les mollets et aux pieds des linges imbibés d'eau assez chaude pour déterminer une forte rougeur, en songeant à les changer de place à mesure que la peau rougit, car autrement on s'exposerait à brûler les parties qui se trouveraient sous les compresses. Lorsqu'il s'agit d'un noyé, d'un asphyxié par submersion, il faut avant tout s'assurer si la bouche et les mains ne contiennent pas quelques substances qui s'opposent à la libre entrée de l'air dans la poitrine. Chez les noyés, on aperçoit presque toujours de l'écume à la bouche, quelquefois de la terre, du sable ou des herbes : ce sont ces matières qui doivent être d'abord enlevées, car la principale chose consiste à faire rentrer l'air dans le poumon, puisque la mort apparente n'est due qu'à l'absence de ce gaz vivifiant. Après avoir déshabillé l'individu, enlevé tout ce qui peut salir le corps, on l'enveloppera dans une bonne couverture de laine légèrement chaude, et on le frictionnera ensuite : c'est surtout sur la poitrine et particulièrement sur la région du cœur qu'il faut diriger ces frictions. Ici, comme dans tous les cas d'asphyxie, il faut avoir recours aux pressions exercées sur la poitrine et sur l'abdomen de manière à simuler le resserrement et l'ampliation de la poitrine qui ont lieu dans l'acte respiratoire. Ce moyen, d'une grande efficacité, ne doit jamais être oublié ; il se pratique en rapprochant les fausses côtes de l'axe du corps, en même temps qu'on exerce une pression modérée sur l'abdomen. Aussitôt que le moindre mouvement de dilatation se déclare, le sang se revivifie au contact de l'air dans le poumon, et bientôt la vie reparaît. L'application de la chaleur autour du corps est ordinairement utile chez les noyés. A Oran on a sauvé un individu noyé dans la mer, où il était resté submergé pendant huit minutes, en plaçant autour de lui des pains de munition sortant du four. Il faut surtout se rappeler que jamais pendant l'asphyxie on ne doit faire prendre quelque liquide par la bouche, car on comprend bien que ce serait encore augmenter le danger de l'asphyxie, et qu'on étouffe un malheureux asphyxié que l'on pouvait au contraire rappeler à la vie, parce qu'on a l'imprudence de lui verser un liquide dans la bouche, qui, au lieu de tomber dans l'estomac, s'introduit dans le poumon ; phénomène qui se produit, par exemple, quand nous avalons de travers, comme on dit vulgairement. Combien sont à blâmer, pour leur ignorance et leur irréflexion, ceux qui en trouvant un noyé le suspendent par les pieds afin de lui faire rendre l'eau avalée! Ce procédé stupide, au lieu de provoquer la réapparition de la vie, en anéantit le peu qui reste, congestionne le cerveau, empêche le retour du sang vers le cœur, et par conséquent détermine ou accélère la mort.

FIN DU PREMIER MÉMOIRE.

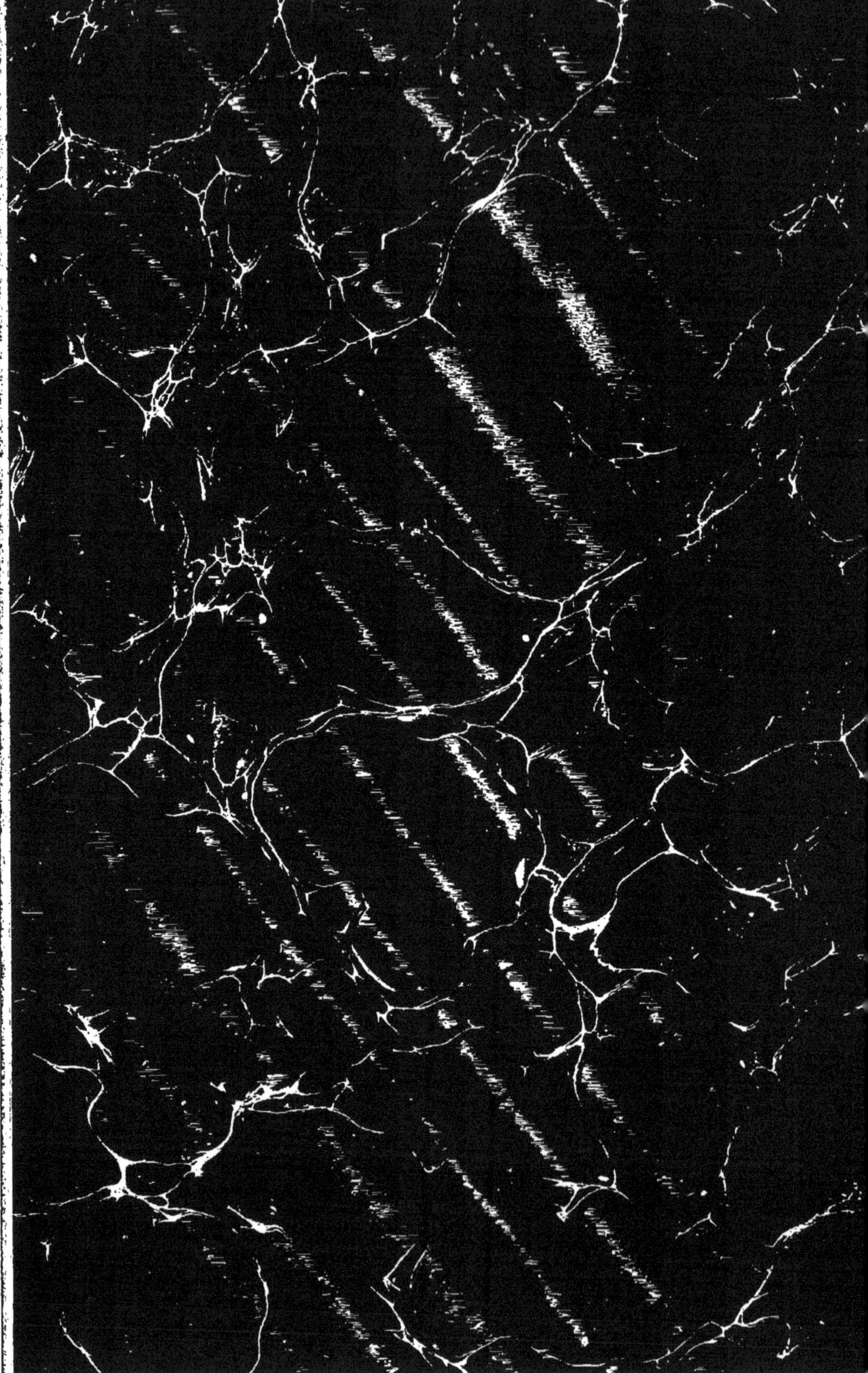

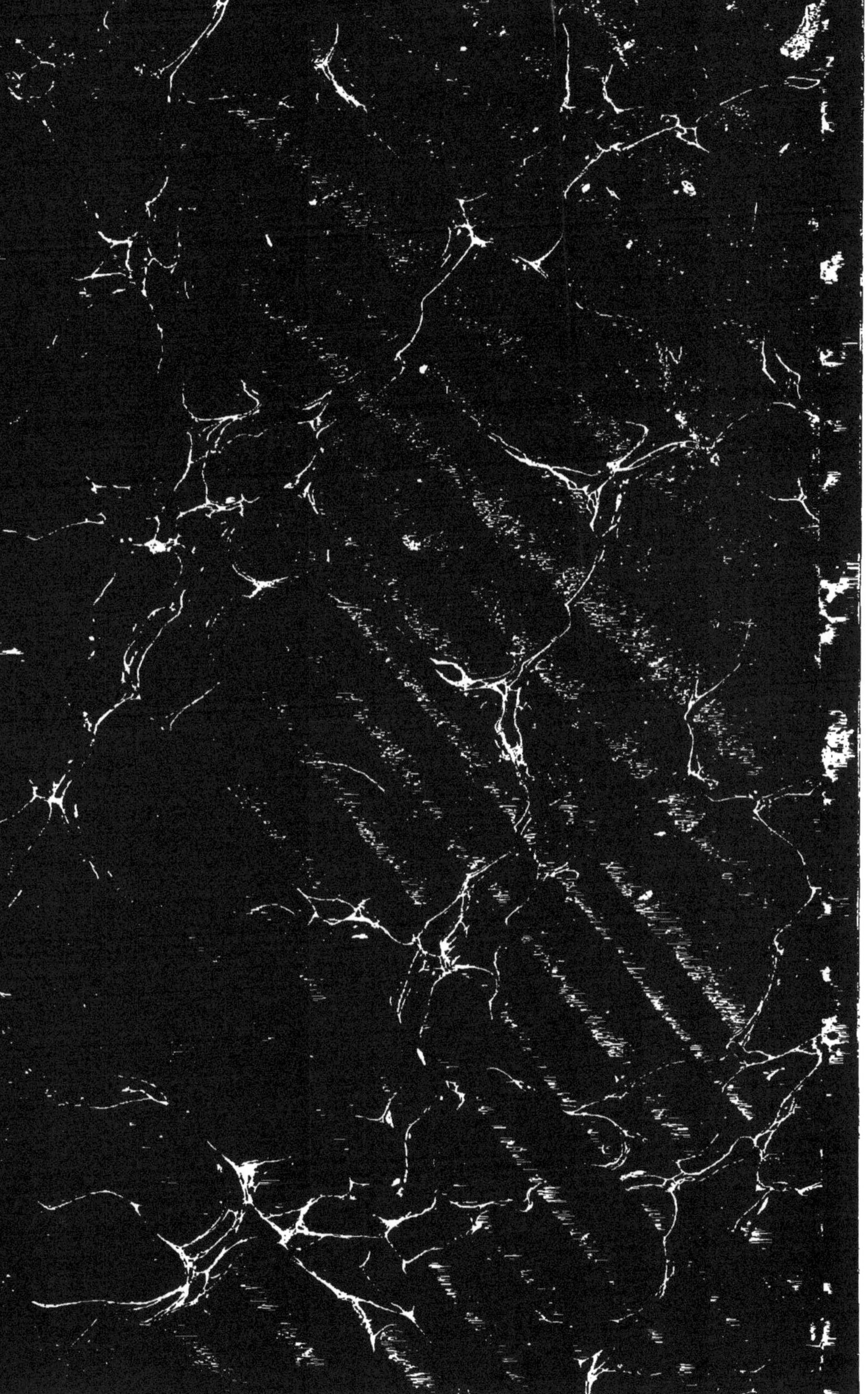

BIBLIOTHEQUE NATIONALE DE FRANCE

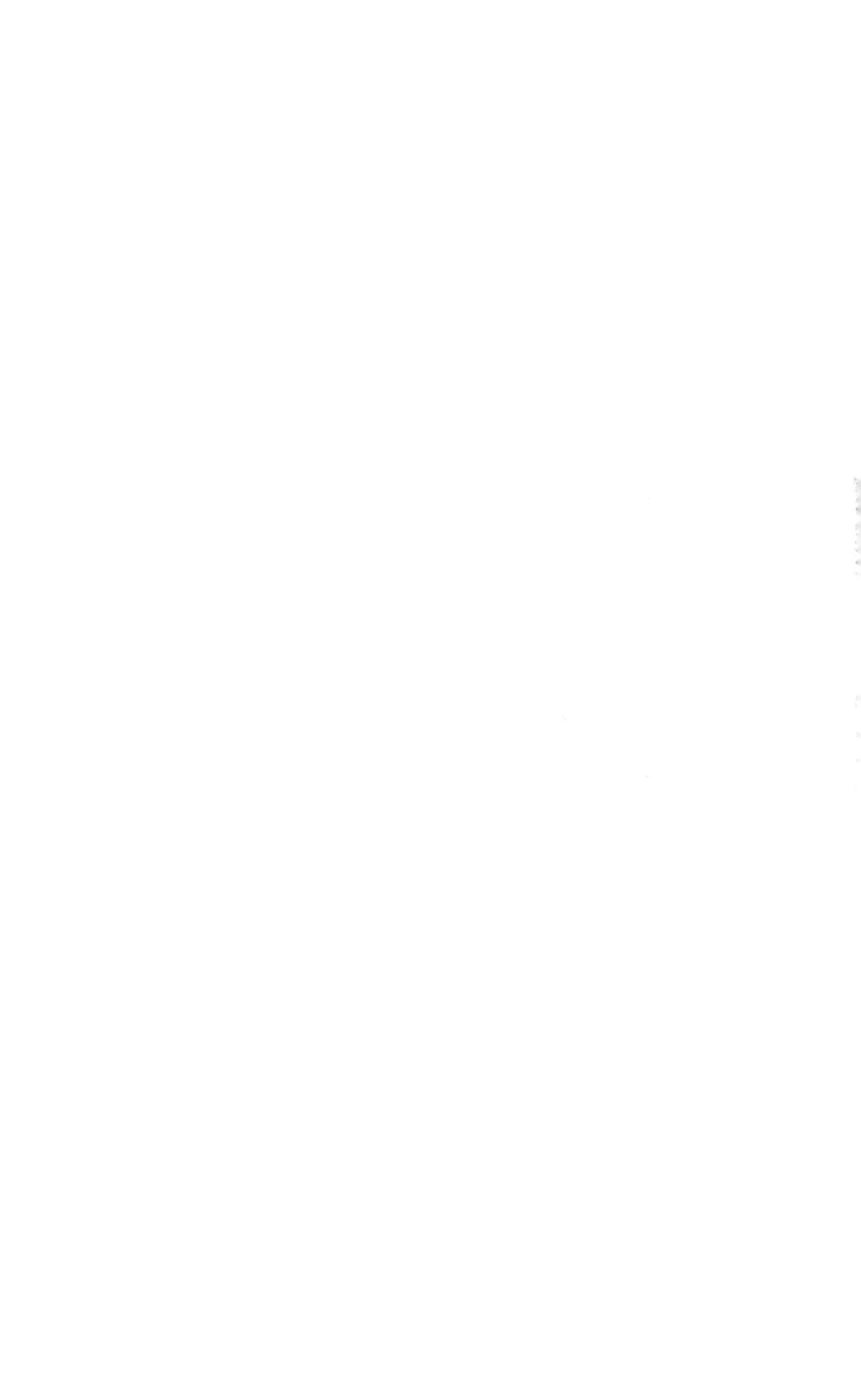

www.ingramcontent.com/pod-product-compliance
Ingram Content Group UK Ltd.
Pitfield, Milton Keynes, MK11 3LW, UK
UKHW012245240726
13966UKWH00004B/1299